»Prophylaxen müssen
Sie kennen – ich bringe Sie
schnell ans Ziel!«

KAY PETER RÖPKE

Bibliografische Information der Deutschen Nationalbibliothek
Die Deutsche Nationalbibliothek verzeichnet diese Publikation in der Deutschen Nationalbibliografie; detaillierte bibliografische Daten sind im Internet über http://dnb.de abrufbar.

ISBN 978-3-8426-0808-5 (Print)
ISBN 978-3-8426-8999-2 (PDF)
ISBN 978-3-8426-9000-4 (EPUB)

5. Auflage

Titelbild: mimacz – Fotolia.com
Covergestaltung und Reihenlayout: Lichten, Hamburg
Satz: Sandra Knauer Satz · Layout · Service, Garbsen
Druck und Bindung: Salzland Druck GmbH & Co. KG, Staßfurt

Inhalt

Einleitung ... 11

1 Aspirationsprophylaxe ... 12

1.1 Grundlagen ... 12
1.1.1 Hinweise auf eine mögliche Gefährdung ... 13
1.1.2 Gefährdete Personengruppen ... 13
1.1.3 Ursachen ... 14
1.2 Prophylaxe ... 14
1.2.1 Ziele ... 14
1.2.2 Maßnahmen ... 15

2 Cystitisprophylaxe (Blasen-/Harnwegsinfektprophylaxe) ... 16

2.1 Grundlagen ... 16
2.1.1 Symptome ... 17
2.1.2 Gefährdete Personengruppen ... 17
2.1.3 Komplikationen ... 17
2.1.4 Ursachen ... 18
2.2 Prophylaxe ... 19

3 Dehydratationsprophylaxe ... 20

3.1 Grundlagen ... 20
3.1.1 Symptome ... 21
3.1.2 Gefährdete Personengruppen ... 21
3.1.3 Folgeerkrankungen ... 22
3.1.4 Ursachen ... 22
3.2 Prophylaxe ... 23
3.2.1 Ziele ... 23
3.2.2 Maßnahmen ... 23

4 Dekubitusprophylaxe ... 25

4.1 Grundlagen ... 25
4.1.1 Symptome ... 26

4.1.2 Gefährdete Personengruppen ... 26
4.1.3 Gefährdete Hautpartien ... 27
4.1.4 Ursachen ... 28
4.2 Prophylaxe ... 28
4.2.1 Ziel ... 28
4.2.2 Maßnahmen ... 29
4.2.3 Häufige Fehler ... 30

5 Deprivationsprophylaxe ... 31

5.1 Grundlagen ... 31
5.1.1 Symptome ... 31
5.1.2 Gefährdete Personengruppen ... 32
5.1.3 Ursachen ... 32
5.2 Prophylaxe ... 33
5.2.1 Sensorische Deprivation ... 33
5.2.2 Soziale Deprivation ... 34
5.2.3 Kognitive Deprivation ... 34

6 Desorientierungsprophylaxe ... 35

6.1 Grundlagen ... 35
6.1.1 Symptome ... 35
6.1.2 Gefährdete Personengruppen ... 36
6.1.3 Ursachen ... 36
6.2 Prophylaxen ... 37
6.2.1 Ziele ... 37
6.2.2 Maßnahmen ... 37

7 Gewalt-/Aggressionsprophylaxe ... 40

7.1 Grundlagen ... 40
7.1.1 Gewaltformen ... 40
7.1.2 Aggressionsformen ... 41
7.1.3 Gewalt/Aggression aus Sicht des Pflegeempfängers ... 41
7.1.4 Gewalt/Aggression aus Sicht der Angehörigen ... 42
7.1.5 Gewalt/Aggression aus Sicht einer Pflegekraft ... 42
7.1.6 Symptome ... 42
7.1.7 Gefährdete Personengruppen ... 43

7.1.8 Ursachen von Gewalt/Aggression ... 43
7.2 Prophylaxen ... 45
7.2.1 Ziele ... 45
7.2.2 Maßnahmen ... 45
7.2.3 Mögliche Maßnahmen bei Gewalt/Aggression ... 46

8 Gingivitisprophylaxe ... 48

8.1 Grundlagen ... 48
8.1.1 Symptome ... 48
8.1.2 Gefährdete Personengruppen ... 48
8.1.3 Ursachen ... 49
8.2 Prophylaxe ... 49
8.2.1 Ziele ... 49
8.2.2 Maßnahmen ... 49

9 Glossitisprophylaxe ... 50

9.1 Grundlagen ... 50
9.1.1 Symptome ... 50
9.1.2 Gefährdete Personengruppen ... 50
9.1.3 Ursachen ... 50
9.2 Prophylaxe ... 51
9.2.1 Ziele ... 51
9.2.2 Maßnahmen ... 51

10 Infektionsprophylaxe ... 52

10.1 Grundlagen ... 52
10.1.1 Symptome ... 52
10.1.2 Gefährdete Personengruppen ... 53
10.1.3 Ursachen ... 53
10.2 Prophylaxe ... 54
10.2.1 Ziele ... 54
10.2.2 Maßnahmen ... 54

11 Intertrigoprophylaxe ... 56

11.1 Grundlagen ... 56
11.1.1 Symptome ... 56

11.1.2 Gefährdete Personengruppen ... 56
11.1.3 Ursachen ... 57
11.1.4 Gefährdete Körperstellen ... 57
11.2 Prophylaxe ... 58
11.2.1 Ziel ... 58
11.2.2 Maßnahmen ... 58

12 Kontrakturenprophylaxe ... 59

12.1 Grundlagen ... 59
12.1.1 Symptome ... 59
12.1.2 Gefährdete Personengruppen ... 60
12.1.3 Ursachen ... 60
12.2 Prophylaxe ... 60
12.2.1 Ziele ... 60
12.2.2 Maßnahmen ... 61
12.2.3 Kontraindikationen bei Bewegungsübungen ... 61

13 Kreislaufkollapsprophylaxe, orthostatische Synkope ... 62

13.1 Grundlagen ... 62
13.1.1 Symptome ... 62
13.1.2 Ursachen ... 62
13.2 Prophylaxe ... 63

14 Obstipationsprophylaxe ... 65

14.1 Grundlagen ... 65
14.1.1 Symptome ... 65
14.1.2 Ursachen ... 67
14.2 Prophylaxe ... 68
14.2.1 Ziel ... 68
14.2.2 Maßnahmen ... 68

15 Parodontitisprophylaxe ... 70

15.1 Grundlagen ... 70
15.1.1 Symptome ... 71
15.1.2 Ursachen ... 71
15.2 Prophylaxe ... 72

15.2.1 Ziele ... 72
15.2.2 Maßnahme ... 72

16 Parotitisprophylaxe ... 73

16.1 Grundlagen ... 73
16.1.1 Symptome ... 74
16.1.2 Ursachen ... 74
16.2 Prophylaxe ... 75
16.2.1 Ziele ... 75
16.2.2 Maßnahmen ... 75

17 Pneumonieprophylaxe bzw. Atelektasenprophylaxe ... 76

17.1 Grundlagen ... 76
17.1.1 Pneumonien ... 77
17.1.2 Atelektasen ... 79
17.2 Prophylaxen ... 79
17.2.1 Ziele ... 79
17.2.2 Maßnahmen ... 79
17.2.3 Atem-Stimulierende-Einreibung (ASE) ... 81

18 Soorprophylaxe ... 86

18.1 Grundlagen ... 86
18.1.1 Symptome ... 86
18.1.2 Ursachen ... 86
18.2 Prophylaxe ... 87
18.2.1 Ziel ... 87
18.2.2 Maßnahmen ... 87

19 Stomatitisprophylaxe ... 89

19.1 Grundlagen ... 89
19.1.1 Symptome ... 89
19.1.2 Ursachen ... 89
19.2 Prophylaxen ... 90
19.2.1 Ziele ... 90
19.2.2 Maßnahmen ... 90

20 Sturzprophylaxe ... **92**

20.1 Grundlagen ... 92
20.1.1 Die häufigsten Verletzungen ... 92
20.1.2 Ursachen ... 93
20.1.3 Risikofaktoren ... 93
20.1.4 Psychische Folgen ... 94
20.2 Prophylaxen ... 95
20.2.1 Ziele ... 95
20.2.2 Maßnahmen ... 95

21 Thromboseprophylaxe/Embolieprophylaxe ... **97**

21.1 Grundlagen ... 97
21.1.1 Embolie ... 98
21.1.2 Symptome ... 98
21.1.4 Embolien ... 100
21.2 Prophylaxe ... 102
21.2.1 Ziele ... 102
21.2.2 Maßnahmen ... 102
21.2.3 Aktive Übungen ... 102
21.2.4 Passive Übungen ... 103
21.2.5 Kontraindikation zur Beinhochlagerung ... 103
21.2.6 Antithrombosestrümpfe ... 103

22 Ulcusprophylaxe ... **106**

22.1 Grundlagen ... 106
22.1.1 Symptome ... 107
22.1.2 Komplikationen ... 107
22.1.3 Ursachen ... 107
22.2 Prophylaxe ... 107

Literatur ... **108**

Register ... **109**

Einleitung

Definition **Prophylaxe**

Unter »Prophylaxe« versteht man in der Medizin und Pflege schlicht die Vorbeugung, also die Verhinderung einer Erkrankung oder eines schädlichen Ereignisses.

Damit Sie etwas verhindern können, müssen Sie natürlich wissen, warum es entsteht, wo Gefahren drohen, wer besonders gefährdet ist – und schlussendlich sollten Sie auch noch wissen, was nun zu tun ist.

Es gibt große und umfangreiche Bücher, die sich mit den Prophylaxen in der Pflege befassen. Doch genau das war nicht Ziel dieses Buches. Es geht nämlich auch einfacher. (An dieser Stelle möchte ich mich wieder einmal bei meiner wirklich tollen Lektorin, Claudia Flöer von der Schlüterschen Verlagsgesellschaft bedanken) – Mit vier Fragen nähere ich mich jeder einzelnen Prophylaxe und sage kurz und prägnant, was Sie wissen und tun müssen:

1. Welche Gefährdungen gibt es?
2. Wer ist besonders gefährdet?
3. Was sind die Risikofaktoren?
4. Welche Maßnahmen der Prophylaxe gibt es?

Sie finden hier also kein Lehrwerk im herkömmlichen Sinne, sondern eine praktische Hilfe für Ihren pflegerischen Alltag – mittlerweile in der 4., aktualisierten Auflage! Ich habe die Prophylaxe auch nicht nach Gebieten, sondern alphabetisch sortiert, damit Sie schnell zum Wesentlichen kommen.

In diesem Sinne wünsche ich Ihnen eine lehr- und erkenntnisreiche Lektüre!

Bremen, im März 2019 Kay Peter Röpke

1 Aspirationsprophylaxe

1.1 Grundlagen

Definition **Aspiration**

In der Medizin bezeichnet man das Eindringen von Flüssigkeit oder festen Stoffen in die Atemwege bis unter den Kehlkopf bei unzureichendem Hustenreflex als »Aspiration«.

Der normale Schluckvorgang setzt sich aus mehreren Einzelvorgängen zusammen. Die Nahrung wird im Mund zerkleinert, mit Speichel vermischt und in kleinere Portionen aufgeteilt. Diese werden Richtung Gaumen geschoben, wo der Schluckreflex ausgelöst wird.

Gelangt ein Teil der Nahrung nicht in die Speiseröhre, sondern in die Luftröhre, kommt es beim gesunden Menschen zu reflexartigem Räuspern oder Husten. Gelingt es dadurch nicht, den Fremdkörper zu entfernen, kann der dahinter liegende Anteil der Lunge nicht belüftet werden. Ist ein größerer Luftweg verschlossen, kann es zu Erstickungsanfällen kommen.

Beim Verbleib des Fremdkörpers oder bei einer Reizung der Schleimhäute kann es zu einer Lungenentzündung oder/und Atelektasen (kollabierter Teil der Lunge, der wenig oder keine Luft enthält) kommen.

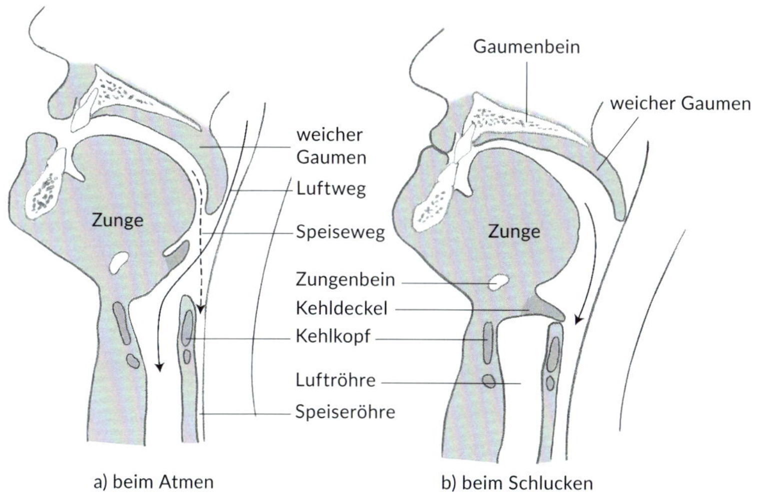

Abb. 1: Rachen: a) beim Atmen b) beim Schlucken. Im Rachen kreuzen sich Luft- und Speiseweg. a) beim Atmen verschließt der weiche Gaumen die oberen Atemwege. b) beim Schlucken werden durch den Kehldeckel die unteren Atemwege verschlossen.

1.1.1 Hinweise auf eine mögliche Gefährdung

- Speichel und/oder Speisereste fließen aus dem Mund
- Vermehrte Ansammlung von Speichel im Mund
- Ansammlung von Speiseresten im Mund
- Häufiges Verschlucken, Husten
- Fehlender Hustenreflex

1.1.2 Gefährdete Personengruppen

- Ältere Pflegeempfänger (schwächere Reflexe)
- Bewusstseinseingeschränkte Pflegeempfänger (schwächere Reflexe)
- Pflegeempfänger mit neurologischen/muskulären Erkrankungen (Schluckstörungen)

1.1.3 Ursachen

- (Operative) Veränderungen im Mund-, Hals- oder Speiseröhrenbereich, die die Sensibilität einschränken oder Schmerzen beim Schluckvorgang hervorrufen
- Einschränkungen der Mund- oder Rachensensibilität (Bewusstseinsstörungen, Erkrankungen, z. B. Apoplex)
- Einschränkungen der Zungenbeweglichkeit (z. B. nach einem Apoplex)
- Einschränkungen des Schluckvorgangs (z. B. nach einem Apoplex)

Risikofaktoren

- Bewusstseinsstörungen, -einschränkungen
- Medikamente
- Drogen
- Verwirrtheit
- Apoplex (Schlaganfall)
- Neurologische Erkrankungen:
  - Morbus Parkinson (Schluckverzögerung, dadurch scheinbar vermehrter Speichelfluss)
  - ALS (Schluckverzögerung, dadurch scheinbar vermehrter Speichelfluss)
  - Multiple Sklerose (Sensibilitätsstörungen, Schluckstörungen)
- Flachlagerung

1.2 Prophylaxe

1.2.1 Ziele

- Frühzeitiges Erkennen der Symptome
- Verhinderung einer Aspiration

1.2.2 Maßnahmen

- Oberkörperhochlagerung (nach dem Essen für ca. 20 Minuten beibehalten)
- Bei der Nahrungsaufnahme nicht allein lassen
- Bei der Nahrungsaufnahme Zeit lassen, Pausen einlegen, nicht drängeln
- Speisen entsprechend der Schluckfähigkeit des Pflegeempfängers zubereiten: Breiige Kost kann besser als flüssige Kost geschluckt werden, krümelige Kost (Kekse etc.) vermeiden
- Vor der nächsten Gabe Schluckvorgang abwarten
- Nach den Mahlzeiten evtl. Essensreste aus der Mundhöhle entfernen
- Mundpflege nur mit wenig Flüssigkeit
- Schluckreflex und effizienten Hustenstoß von Logopädin oder geschultem Personal trainieren lassen
- Vor dem Husten tief einatmen lassen

Info

Beachten Sie: Auch bei Sondenkost kann es zu einer Aspiration kommen!

Weitere wichtige Prophylaxen

1. Soorprophylaxe (Speisereste im Mund sind Nahrungsgrundlage für Pilzbefall)
2. Dehydratationsprophylaxe (mangelnde Flüssigkeitszufuhr aufgrund von Schluckproblemen)
3. Pneumonieprophylaxe (aspirierte Nahrungsbestandteile können zu einer Lungenentzündung führen)

2 Cystitisprophylaxe (Blasen-/ Harnwegsinfektprophylaxe)

2.1 Grundlagen

Beim gesunden Menschen können durch die körpereigene Abwehr keine Keime in das Harnsystem eindringen und eine Erkrankung hervorrufen.

Harnwegsinfekt: Entzündung der Schleimhaut der Harnwege (Harnröhre, -blase, -leiter, Nierenbecken).

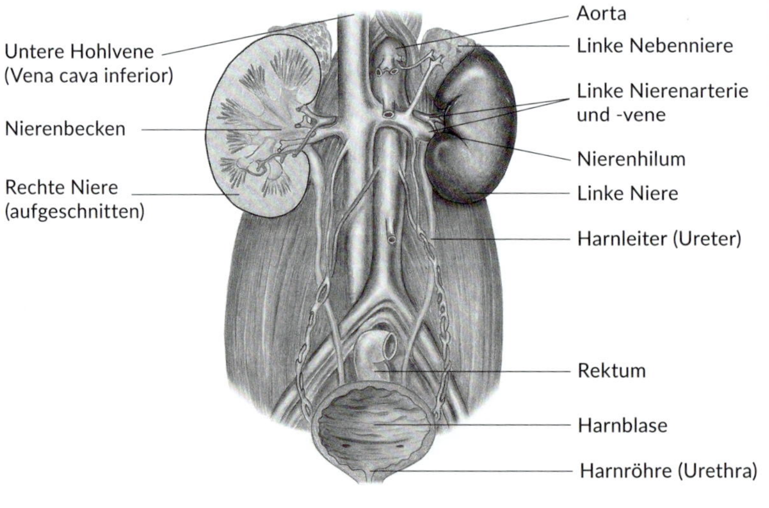

Abb. 2: Übersicht über das Harnsystem.

2.1.1 Symptome

- Starke Schmerzen im Blasenbereich, bei starken Entzündungen bis in die Lendengegend und die Oberschenkel
- Schmerzen und Brennen beim Wasserlassen
- Häufiger Harndrang mit geringen Urinportionen
- Blasenkrämpfe
- Trüber, übel riechender Harn, kann Blutanteile enthalten

2.1.2 Gefährdete Personengruppen

- Frauen: kurze Harnröhre, Nähe der äußeren Harnröhrenöffnung zur Analregion; häufiger Geschlechtsverkehr kann zu einer mechanischen Irritation aufgrund der unmittelbaren Nähe der Vagina zur Harnröhrenmündung (»Honeymoon-Cystitis«) führen
- Desinfizierende Intimhygiene (Zerstörung der Hautflora)
- Pflegeempfänger mit einer Einengung im Bereich der Harnröhre mit Restharnbildung (Prostatavergrößerung; erhöhtes Infektionsrisiko)
- Pflegeempfänger mit Diabetes mellitus (Zucker im Urin, Restharn s. Risikofaktoren)
- Pflegeempfänger mit einem Blasenverweilkatheter
- Pflegeempfänger nach einer Blasenspülung oder Blasenspiegelung
- Pflegeempfänger mit einer Abwehrschwäche
- Einnahme von Antibiotika (vermehrter Pilzbefall durch die Zerstörung der Intimflora)

2.1.3 Komplikationen

- Nierenbeckenentzündung
- Entzündung der Nebenhoden

2.1.4 Ursachen

- Darmbakterien
- Falsche Analhygiene (Wischrichtung von hinten nach vorn)
- Sexualpraktiken, die Darmbakterien in die Scheide und die Region der Harnröhrenmündung bringen

Risikofaktoren

- Kälte: mangelnde Durchblutung der Schleimhäute und verminderte körpereigene Abwehr
- Harnstau oder Restharn in der Blase (Nährboden für Keime)
- Diabetes mellitus (erhöhter Zucker im Harn = Nährboden für Keime)

Cystitis: Entzündung der Blase. Eine relativ häufige Erkrankung, wobei Frauen besonders gefährdet sind, denn die Nähe von Harnröhrenöffnung und After begünstigt eine aufsteigende Infektion in die Blase und das Nierenbecken. Auch bei Pflegeempfängern mit Katheter besteht eine erhöhte Gefahr für eine Cystitis.

Pyelonephritis: Nierenbeckenentzündung, austeigende Keime gelangen in ein Nierenbecken

Urethritis: Isolierte Entzündung der Harnröhre

2.2 Prophylaxe

- Ausreichende Flüssigkeitszufuhr
- Sorgfältige Intimhygiene
- Sexualhygiene (nach der Penetration Blase entleeren)
- Katheterpflege
- Urinal
  - Mit Hautkleber fixieren
- Urinkatheter
  - Den äußeren Anteil vorsichtig mit Wasser und Seife reinigen
  - Vor und nach jeder Manipulation am Katheter sollte eine Händedesinfektion erfolgen
  - Geschlossene Harnableitungssysteme mit Ablassvorrichtung mindern das Aufsteigen von Keimen
  - Urinauffangbeutel immer unterhalb des Blasenniveaus befestigen, um den Harnabfluss zu sichern
- Regelmäßiger SPF (suprapubischer Fistelkatheter) -Verbandswechsel
  - Einstichstelle und das umgebende Hautareal regelmäßig kontrollieren
  - Befindet sich der Stichkanal im Bereich der Schambehaarung, ist eine regelmäßige Rasur, die in erster Linie Verletzungen von Haarbälgen beim Lösen von Pflasterverbänden vermeidet und damit einer Haarwurzelentzündung vorbeugt, unabdingbar. Außerdem sind die Verbandswechsel erheblich schmerzfreier
  - Krusten und Beläge, die sich an Stichkanal und Katheter gebildet haben, werden mit physiologischer Kochsalzlösung gelöst und anschließend entfernt
  - Zwei um 180 Grad gegeneinander versetzte Schlitzkompressen, 5 x 5 Zentimeter groß (plus eine Kompresse), decken die Punktionsstelle ab. Ein hautfreundliches Pflaster fixiert den Verband auf der Haut und sichert den Katheter gegen unbeabsichtigte Lageveränderungen
  - Verbandswechsel sollten zweimal wöchentlich erfolgen
- Intermittierender Selbstkatheterismus statt Dauerkatheter

3 Dehydratationsprophylaxe

3.1 Grundlagen

Der menschliche Körper besteht etwa zu 50 % aus Wasser. Alle chemischen Reaktionen des menschlichen Körpers spielen sich im oder mithilfe von Wasser ab. Die Aufnahme von Wasser erfolgt über Getränke, Nahrungsmittel und das bei der Verbrennung von Nährstoffen im Körper entstehende sogenannte »Oxidationswasser«.

Eine ausreichende Flüssigkeitsaufnahme von ca. zwei Litern täglich dient allen chemischen Reaktionen im Körper, dem Transport von Nährstoffen, der Nierenfunktion, dem Erhalt des Blutdrucks, der Einhaltung der Körpertemperatur und vielem mehr.

Die Abgabe des aufgenommenen Wassers erfolgt über Urin, Kot, Schweiß und über die Anfeuchtung der Atemluft. Als Dehydratation bezeichnet man den Entzug von Wasser[1]. Eine Exsikkose ist die »Austrocknung des Körpers bei starkem Flüssigkeitsverlust (z. B. bei Erbrechen oder Durchfall)«.[2] Viele ältere Pflegeempfänger haben ein reduziertes Durstgefühl oder trinken wenig, um den Toilettengang zu vermeiden.

1 Ebd., S. 221
2 Ebd., S. 280

3.1.1 Symptome

- Hautspannung: Es kommt zu einem Elastizitätsverlust, eine gebildete Hautfalte bildet sich nur langsam zurück. Bei älteren Menschen kommt dies oft auch aufgrund von mangelndem Unterhautfettgewebe vor, bei adipösen Pflegeempfängern ist dies nicht immer als Anzeichen verwertbar.
- Austrocknung der Mundschleimhaut: Die Speichelproduktion nimmt ab, dies führt zu einer trockenen Zunge, Borkenbildung, Einrissen und Schluckstörungen
- Urinausscheidung: Die Urinproduktion der Nieren wird aufgrund von Flüssigkeitsmangel und niedrigem Blutdruck eingeschränkt, der Urin ist dunkel und konzentriert
- Blutdruck: Der Flüssigkeitsmangel führt zu einem sinkenden Blutdruck, als Folge erhöht sich der Puls
- Bewusstseinseintrübungen: niedriger Blutdruck, Vergiftung durch eine Konzentrationserhöhung von Stoffwechselprodukten im Blut, die nicht über den Urin ausgeschieden werden konnten
- Stuhlverhalt (Obstipation): Der Stuhl wird eingedickt und ist hart

Eine Dehydratation entwickelt sich oft langsam, die Symptome können erst recht spät erkannt werden. Bei einem größeren, längeren Flüssigkeitsmangel kann es bis zum Funktionsverlust von Organen kommen, ohne dass die Gefahr erkannt wird. Gerade bei älteren Menschen mit einem oft verminderten Durstgefühl entsteht schnell eine lebensbedrohende Situation (Kollaps, Nierenversagen, Delirium, Koma).

3.1.2 Gefährdete Personengruppen

- Ältere Pflegeempfänger (mangelndes Durstgefühl)
- Bewusstseinseingeschränkte Pflegeempfänger
- Pflegeempfänger mit neurologischen/muskulären Erkrankungen (Schluckstörungen)
- Pflegeempfänger mit Diabetes (erhöhte Ausscheidung)

3.1.3 Folgeerkrankungen

- Nierenversagen (aufgrund des Flüssigkeitsmangels kommt es zur Funktionseinschränkung)
- Thrombose (aufgrund des Flüssigkeitsmangels kommt es zu einer erhöhten Viskosität (Verdickung) des Blutes und damit zu einer Verringerung der Fließgeschwindigkeit)
- Apoplex (s. Thrombose)

3.1.4 Ursachen

- Mangelnde Flüssigkeitsaufnahme
- Eingeschränktes Durstgefühl, besonders bei älteren Menschen
- Angst vor unkontrolliertem Urinverlust
- Schluckstörungen
- Fieber, Durchfall, starkes Erbrechen (hoher Flüssigkeitsverlust, Nierenerkrankungen)
- Schlecht eingestellter Diabetes (erhöhte Ausfuhr)
- U. U. fehlender Lebenswille

Risikofaktoren
- Hohes Alter
- Bewusstseinsstörungen
- Schluckstörungen
- Inkontinenz
- Diuretika (harntreibende Medikamente)/Laxantien (Abführmedikamente)

3.2 Prophylaxe

3.2.1 Ziele

- Ausreichende Flüssigkeitszufuhr
- Aufrechterhalten eines ausreichend hohen Blutdrucks
- Verhinderung von Folgeerkrankungen

3.2.2 Maßnahmen

- Pflegeempfänger über die Notwendigkeit der Flüssigkeitsaufnahme informieren
- Pflegeempfänger motivieren ausreichend zu trinken: Nach Trinkvorlieben fragen
- Gemeinsam einen Trinkplan erstellen (Flüssigkeitsbilanzierung)
- Flüssigkeitszufuhr nur langsam steigern
- Für Abwechslung bei den Getränken sorgen
- Für saubere Trinkgefäße (gern eigene) sorgen (keine gefärbten Kunststoffbecher)
- Bereitstellen des Tagesbedarfs der zu trinkenden Flüssigkeiten
- Getränke in Griffnähe stellen
- Bei körperlichen Einschränkungen für Abhilfe sorgen (Trinkbecher, Strohhalm etc.)
- Immer wieder zum Trinken animieren, evtl. andere Pflegeempfänger auffordern, mit auf die Einfuhr zu achten
- Für Schmerzfreiheit sorgen
- Für eine ausreichende Inkontinenzprophylaxe sorgen
- Regelmäßige Blutzuckerkontrollen
- Haut- und Schleimhautkontrolle

Weitere wichtige Prophylaxen

- Dekubitusprophylaxe (mangelnde Hautelastizität)
- Obstipationsprophylaxe (Stuhlverhärtung)
- Sturzprophylaxe (zunehmende Bewusstseinseintrübungen)
- Thromboseprophylaxe (Eindicken des Blutes)
- Pneumonieprophylaxe (schlecht durchblutete Schleimhäute)

4 Dekubitusprophylaxe

4.1 Grundlagen

Der gesunde Mensch bemerkt Mangeldurchblutungen der Haut zunächst als Kribbeln. Er ändert deshalb seine Lage, um diesem unangenehmen Gefühl zu entgehen. Dies funktioniert unbewusst auch im Schlaf. Doch viele bettlägerige oder bewegungseingeschränkte Pflegeempfänger können dem unangenehmen Druck nicht mehr ausweichen. Vielfach spüren sie ihn nicht einmal mehr.

Als Dekubitus (lat. »decubitum = daniederliegen«[3]) wird eine Verletzung der Haut bzw. der Haut und der darunter liegenden Gewebe aufgrund einer Mangeldurchblutung und der dadurch resultierenden Mangelernährung des Gewebes bezeichnet. Genau diese Mangeldurchblutung tritt auf, wenn Menschen längere Zeit bewegungslos auf derselben Stelle sitzen oder liegen.

Ursachen des Dekubitus sind ein erhöhter Druck oder Scherkräfte, die eine ausreichende Blutversorgung der Haut mit Sauerstoff und Nährstoffen verhindern. Bei einer längeren Unterversorgung kommt es zu einem Absterben der betroffenen Hautareale. Je nach Höhe des Drucks, der zeitlichen Belastung und der Empfindlichkeit des betroffenen Gewebes kommt es zu unterschiedlich tiefen Verletzungen der Haut bis hin zu faustgroßen »Löchern«.

---

[3] Ebd., S. 222

4.1.1 Symptome

Einteilung nach W. O. Seiler

Stadium 1: Nicht wegdrückbare, umschriebene Hautrötung bei intakter Haut. Weitere klinische Zeichen können Ödembildung, Verhärtung und eine lokale Überwärmung sein.

Stadium 2: Teilverlust der Haut. Der Druckschaden ist oberflächlich und kann sich klinisch als Blase, Hautabschürfung oder flaches Geschwür (Oberflächenzerstörung durch Gewebszerfall an Haut und/oder Schleimhaut) darstellen.

Stadium 3: Verlust aller Hautschichten mit Schädigung (tiefes, offenes Geschwür) oder Nekrose (abgestorbenes Gewebe) der Unterhaut, die bis auf, aber nicht unter den darunter liegenden Muskel reichen kann.

Stadium 4: Verlust aller Hautschichten mit ausgedehnter Zerstörung, Gewebsnekrose oder Schädigung von Muskeln, Knochen, Sehnen oder Gelenkkapseln.

4.1.2 Gefährdete Personengruppen

Pflegeempfänger mit

- Durchblutungsstörungen (Mangelversorgung)
- Empfindungsstörungen (fehlende Schutzreflexe)
- Bewusstseinsstörungen (fehlende Schutzreflexe)
- Adipositas (erhöhter Druck auf den belasteten Hautarealen)
- einer Kachexie (starke Abmagerung, fehlendes Unterhautfettgewebe als Polster)
- einer Kortisontherapie (u. a. Verhinderung der Bildung von Stützgewebe)
- einem Eiweiß- und Vitamin-C-Defizit (Eiweißmangel verstärkt die Wirkung körpereigenem und fremdem Kortisons und führt zu Ödemen; Vitamin C wird zum Aufbau von Stützgewebe der Haut benötigt)
- höherem Lebensalter (u. a. verliert das Bindegewebe seine Elastizität und der Muskeltonus lässt nach)
- abnehmender Mobilität (häufiges Sitzen) und altersbedingten Erkrankungen

4.1.3 Gefährdete Hautpartien

Rückenlage: Hinterkopf, Ellenbogen, Schulterblatt, Kreuzbein, Steißbein, Fersen, Zehenspitzen

Seitenlage: Ohrmuschel, Schulter, Ellenbogen, Darmbeinkamm, Trochanter, Knie außen/innen, Fußaußenkante und -knöchel, Fußinnenknöchel

Im Sitzen: Ellenbogen, Sitzbeinhöcker, Ferse

Auch an Körperstellen, die bei Alltagsaktivitäten besonders belastet werden, zum Beispiel die Hände eines Rollstuhlfahrers, können sich Druckgeschwüre entwickeln.

Besonders gefährdet ist die Haut, wenn sie durch Schweiß, Wundsekrete, Urin oder Stuhl ständig feucht ist. Die Haut weicht auf und verliert einen Teil ihrer Schutzfunktion.

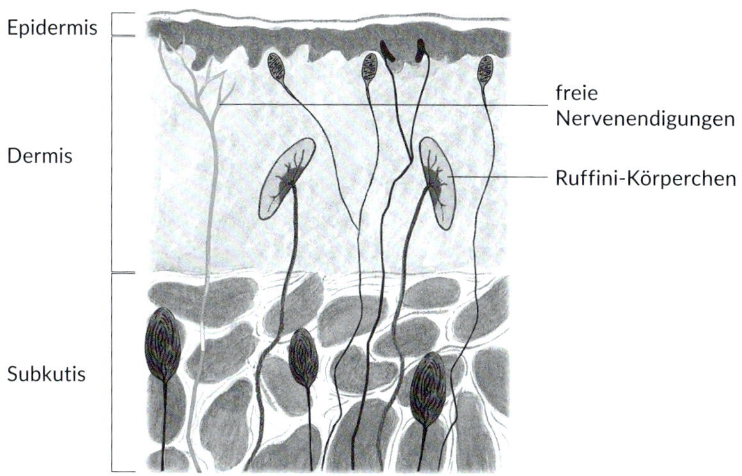

Abb. 3: Schematischer Schnitt der Haut mit der Verteilung der Rezeptoren für die Oberflächensensibilität.

4.1.4 Ursachen

Individuell

- Rauchen (Gefäßverengungen)
- Bewegungseinschränkungen durch Schienen, Verbände, Lähmungen, Bettlägerigkeit
- Reduzierter Allgemeinzustand, Über-/Untergewicht
- Verminderte Elastizität der Haut, reduzierter Schutz bei Fieber
- Stoffwechselkrankheiten wie Diabetes mellitus
- Empfindungs-(Sensibilitäts-)störungen wie Lähmungen, Verletzungen
- Herzerkrankungen
- Gefäßerkrankungen, z. B. Arteriosklerose
- Bewusstseinsstörungen: Benommenheit, Somnolenz, Koma, Narkose
- Medikamente: Schmerzmittel können Sensibilität abschwächen, die zu einer rechtzeitigen Druckentlastung führen würde. Beruhigungs-/Schlafmittel können zu vermehrter Schläfrigkeit führen und die Mobilität/Sensibilität beeinträchtigen. Kreislaufwirksame Medikamente können zu einer peripheren Gefäßverengung mit einer Unterversorgung führen
- Inkontinenz

Allgemein

- Falten im Laken
- Nicht gepolsterte Bettgurte
- Schläuche aller Art, Katheter, Drainagen etc.
- Gegenstände wie Kämme, Kugelschreiber, die im Bett liegen bleiben
- Schlecht sitzende Schuhe und einschnürende Kleidung (Gummibänder!)
- Zu lange Dauer der Belastung

4.2 Prophylaxe

4.2.1 Ziel

Vermeidung von Durchblutungsstörungen und weiteren Hautschäden. Es gibt verschiedene Tabellen zur Einschätzung eines Dekubitusrisikos, sie gelten heute aber meist als zu wenig individuell.

4.2.2 Maßnahmen

- Mobilisation (nicht gegen den Willen des Pflegeempfängers!)
- Zweistündliche Lagewechsel (30-/90-Gradlagerungen gelten wegen der Trochanterbelastung (Oberschenkel) als veraltet), bei besonderer Gefährdung muss noch häufiger gelagert werden
- Sitzposition mit 130 Grad zurückgelegter Lehne (größere Sitzfläche)
- Pflegeplan
- Antidekubitusmatratzen zur Verlängerung des Lagerungsintervalls
- Mikrolagerung
- Freilagerung
- Hautpflege mit W/Ö Präparaten, keine Salben, Pasten, Puder, Seifen etc.
- Inkontinenzpflege
- Mindestens einmal täglich Hautinspektion und Dokumentation
- Ernährung optimieren: eiweiß-, mineralstoff- und vitaminreiche, ausreichende Ernährung, genügend Flüssigkeit
- Mobilisation, Bewegungsübungen: passiv oder aktiv
- Klingel in erreichbarer Nähe

Was Sie nicht verwenden sollten

- Felle (die Fellfasern werden unter Belastung zusammengepresst und bieten so keine gleichmäßige Druckverteilung) – nur auf persönlichen Wunsch des Pflegeempfängers
- Fellkappen für Ellenbogen und Fersen (s. o.)
- Wasserkissen (keine gleichmäßige Druckverteilung, zu unflexibel)
- Gummiringe (s. o.)
- Schaumstoffmatratzen (keine gleichmäßige Druckverteilung)
- Eisen und Föhnen (Gefahr der Überhitzung, Verkeimung)
- Einreibungen mit rein alkoholhaltigen Lösungen (die Haut wird entfettet)
- Massagen, ätherische Öle oder Cremes haben keinen nachgewiesenen anhaltenden Effekt auf die Hautdurchblutung)

4.2.3 Häufige Fehler

- Lagerungsintervall zu lang (mit Antidekubitusmatratzen max. vier Stunden, sonst nur zwei)
- Falsche Lagerungstechnik mit punktueller Druckbelastung (z. B. 90-Grad-Lagerung)
- Faltenbildung in Laken
- Drainagen, Kabel unter der Haut
- Bettlaken bei Spezialmatratzen straff aufgezogen (die gewünschte Druckverteilung/-entlastung durch die Matratze wird aufgehoben)
- Nicht atmungsaktives, aufsaugendes Lagerungsmaterial (Hautschäden)
- Falsche oder zu viele, die Beweglichkeit einschränkenden Lagerungshilfsmittel
- Einreibungen (alkoholhaltig), die die Haut austrocknen
- Puder (führen zu Verklumpungen)

Weitere wichtige Prophylaxen

- Dehydratationsprophylaxe
- Kontrakturenprophylaxe
- Inkontinenzprophylaxe

5 Deprivationsprophylaxe

5.1 Grundlagen

Als Deprivation werden hier Zustände der Entbehrung, eines Entzuges oder der Isolation von etwas Vertrautem, eines Verlustes, eines Mangels oder das Gefühl einer (sozialen) Benachteiligung bezeichnet. Im Allgemeinen ist Deprivation ein Mangel an äußeren Reizen, durch den es zu einer ungenügenden Bedürfnisbefriedigung beim Pflegeempfänger kommt.

Deprivation wird in drei Formen eingeteilt, die jedoch in der Regel nie allein auftreten, sondern sich teilweise gegenseitig bedingen.

1. Sensorische Deprivation (Fehlende Sinneseindrücke)
2. Soziale oder relative Deprivation (Fehlende soziale Kontakte)
3. Kognitive Deprivation (Fehlen geistiger Anregungen)

5.1.1 Symptome

- Sensorische Deprivation
  - Verändertes Geschmacks- und Geruchsempfinden
  - Nachlassendes Hörvermögen
  - Verschlechterung des Sehvermögens

  Längere sensorische Deprivation kann zu Persönlichkeitsveränderungen, psychischen Schäden, Störungen des Hunger-Sättigungs-Gefühls, verstärkter Beeinflussbarkeit, Schlafstörungen führen, Schwierigkeiten im Kontakt mit anderen Menschen können auftreten. Es kann sogar zu Veränderungen des Stoffwechsels kommen

- Soziale Deprivation
  - Rückzug aus dem sozialen Leben
  - Desinteresse an der Umgebung
  - Vernachlässigung der eigenen Körperpflege (dadurch Hautveränderungen: Pilz, Mazeration)
  - Alkoholismus
  - Vermüllung der Wohnung (Messie-Syndrom)
  - Tabletten-/Drogensucht
  - Depressionen bis hin zu Suizidgefahr
- Kognitive Deprivation
  - Emotionale Verflachung, fehlender Antrieb
  - »Selbstbeschäftigung«: Nesteln, ständiges Singen, Summen, gleichartige, sich wiederholende Bewegungen
    Es kann bis zu akuten Verwirrtheitszuständen, Depressionen oder geistigem Abbau kommen

5.1.2 Gefährdete Personengruppen

- Pflegeempfänger mit Störungen der Sinneswahrnehmungen
- Pflegeempfänger in Trauer/Depression
- Pflegeempfänger in fremder Umgebung
- Pflegeempfänger mit plötzlichem Verlust der sozialen Bindungen (Arbeitslosigkeit, Rente, Einschränkungen der Mobilität durch Verlust von körperlichen Funktionen)
- Pflegeempfänger mit Suchtproblemen
- Pflegeempfänger mit Erkrankungen, die das Sozialleben einschränken (Inkontinenz, Schlaganfall, Lähmungen etc.)
- Menschen mit Migrationshintergrund
- Außenseiter (z. B. auch Hochbegabte)

5.1.3 Ursachen

- Sensorische Deprivation (Fehlende Sinneseindrücke)
  - Sehbehinderungen (z. T. unerkannt)

  - Reizüberflutung (ständig laufender Fernseher, fehlende Rückzugsmöglichkeit)
- Soziale Deprivation
  - Umzug
  - Verlust der Arbeitsstelle
  - Einkommensverlust
  - Körperliche Behinderungen/Einschränkungen
  - Tod von Freunden, Bekannten
  - Fehlende oder nicht interessierende Freizeitangebote
- Kognitive Deprivation
  - Fehlende Beschäftigungsmöglichkeiten
  - Fehlende Arbeit (Rente)

5.2 Prophylaxe

5.2.1 Sensorische Deprivation

Die Umwelt bietet viele Reize, manchmal muss nur darauf aufmerksam gemacht werden. Jeder Mensch hat seine eigenen »Sinnesvorlieben«: Hören, Sehen, Schmecken oder Fühlen. Andere Sinnesempfindungen können vielleicht noch ausgebaut werden.

- Bei Spaziergängen täglich auf neue Reize hinweisen: Sehen Sie die Vögel, die Baustelle, die Blumen wachsen, Wetterveränderungen etc.
- Bewegungsübungen, aktiv und passiv
- Lagewechsel bei Bettlägerigkeit
- Verschiedene Gegenstände in einen Stoffbeutel geben und ertasten lassen
- Hörbücher
- PC-Spiele
- Bastel-/Näharbeiten
- Gartenarbeit
- Arbeit/Begegnung mit Tieren
- Tanzmöglichkeiten
- Besuche von Theater/Kino
- Film-Abende, Diavorträge
- Wechselnde Flurbilder

- Basale Stimulation®, stimulierende Einreibungen, Massagen
- Mobile an der Decke anbringen
- Bei Bettlägerigen öfter die Position des Bettes ändern (mal ans Fenster, mal zur Tür)

5.2.2 Soziale Deprivation

- Besuche von Angehörigen/Freunden fördern (Fahrgemeinschaften etc.)
- Tanzmöglichkeiten
- Besuche von Theater, Kino, Ausstellungen
- Teilnahme an Informationsveranstaltungen
- Übernahme von ehrenamtlichen Tätigkeiten
- Regelmäßige Besuche anderer Einrichtungen
- Tagesfahrten mit anderen Einrichtungen
- Interessengruppen finden und unterstützen
- Internet: Chatten, mailen, Diskussionsforen

5.2.3 Kognitive Deprivation

- Besuch von Lesungen, Veranstaltungen
- Hauseigene Konzerte, Lesungen, Veranstaltungen
- Zeitungen, Zeitschriftenabonnements
- Allgemein zugängliche Bibliothek
- Gesellschaftsspiele, feste Spieltage
- Ausleihmöglichkeit/Lernmöglichkeit von Spielen
- Arbeits- oder Hobbygruppen
- Rätsel, Sudoku u. ä.

Weitere wichtige Prophylaxe

- Desorientierungsprophylaxe

6 Desorientierungsprophylaxe

6.1 Grundlagen

Der gesunde Mensch ist sich im Allgemeinen bewusst darüber, welche Zeit es ist, an welchem Ort, in welchem Raum er sich befindet. Er kennt seine Situation, seine Person und andere Personen. Bei Pflegeempfängern mit neurologischen Erkrankungen (Demenz, Alzheimer etc.) kommt es zum Verlust dieser Orientierung. Das Gedächtnis für die alltäglichen Begebenheiten lässt nach.

6.1.1 Symptome

- Zeitliche Desorientierung (die innere Uhr ist gestört)
  - Wach-/Schlafumkehr: Morgens und abends können nicht unterschieden werden
  - Zeiträume können nicht abgeschätzt werden
  - Wochentage, Monate, Jahreszeiten etc. verlieren ihre Bedeutung
  - Die Uhr wird nicht mehr erkannt
  - Vergangenheit und Gegenwart werden nicht mehr unterschieden
  - Unpassende Bekleidung: Pelzmantel im Sommer etc.
- Örtliche Desorientierung
  - Fehlende Orientierung über derzeitigen Aufenthalts- oder Wohnort
  - Fehlende Möglichkeit, Wegbeschreibungen zu bekannten Orten anzugeben
  - Nichtauffinden von Gegenständen
  - Gewohnte Umgebung kommt den Pflegeempfängern fremd vor

  - Verlaufen
  - Häufiges Nachfragen, wo man sich befindet
- Personelle Desorientierung
  - Der eigene Name kann nicht genannt werden
  - Der eigene Familienstand ist nicht mehr bekannt
  - Geburtsdatum bzw. Alter kann nicht erinnert werden
  - Fehlende Erinnerung, ob und wenn ja, wie viele Kinder man hat
  - Personen werden nicht mehr erkannt
- Situative Desorientierung
  - Eigenschaften von Dingen können nicht beschrieben werden
  - Menschen im Umfeld können nicht zugeordnet werden
- Desorientierung zum eigenen Körper
  - Die Zuordnung von Körpersignalen, z. B. Harndrang oder Schmerzen, zur entsprechenden Reaktion ist fehlerhaft; der Pflegeempfänger weiß, er muss jetzt »etwas« tun, weiß aber nicht, was
  - Eigene Körperteile werden als fremd empfunden
  - Geringfügige Veränderungen am Pflegeempfänger (neue Kleidung, anderes Duschgel, Abnahme eines Bartes, nach dem Frisörbesuch etc.) können Fremdheitsgefühle hinsichtlich des eigenen Körpers erzeugen, was die Desorientiertheit noch steigert

6.1.2 Gefährdete Personengruppen

- Pflegeempfänger mit einer hirnorganischen Erkrankung
- Pflegeempfänger mit einem Korsakow-Syndrom (Hirnabbau durch Alkoholmissbrauch)

6.1.3 Ursachen

- Demenz
- Alzheimer
- Alkoholmissbrauch
- Drogenmissbrauch

Risikofaktoren

- Hohes Lebensalter (u. U. zunehmender geistiger Abbau)
- Hypertonie (schädigt die Gefäßwände)
- Hoher Homocysteinspiegel (körpereigene Aminosäure) schädigt die Gefäßwände
- Adipositas (Blutbestandteile schädigen die Gefäßwände)
- Diabetes mellitus (schädigt Nerven und Gefäßwände)
- Genetische Veranlagung

6.2 Prophylaxen

6.2.1 Ziele

- Weitestgehende Autonomie
- Normotonie (altersentsprechender Blutdruck)
- Normalgewicht
- Gut eingestellter Diabetes

6.2.2 Maßnahmen

- Unruhezustände immer als Ruf nach Hilfe begreifen
- Orientierungshilfen unterstützend – nicht korrigierend – geben
- Orientierungshilfen müssen zur Biografie des Pflegeempfängers passen
- Zeitliche Desorientierung
  - Möglichst nicht am Tag schlafen lassen
  - Ausgefüllter Tagesablauf mit viel Bewegung
  - Den Abend mit Aktivitäten gestalten
  - Passives Herumsitzen und kurzes Einschlafen vermindern das nächtliche Schlafbedürfnis

  - Schlafrituale pflegen: Wann zieht sich der Pflegeempfänger normalerweise zum Schlafen zurück? Welche Aktivitäten gehen dem voraus (Fernsehen, Glas Wein/Bier trinken, Lesen)?
  - Große Uhren mit großen Ziffern in Sichthöhe aufhängen
  - Große Kalender mit großen, farbigen, verschiebbaren Tagesmarkierungen in Sichthöhe aufhängen
  - Begrüßung gemäß der Tageszeit: Guten Morgen/Mittag/Abend/Nacht
  - Auf typische Merkmale (Licht, Dunkelheit, Sonnenauf- und -untergang, Vögelzwitschern, Autoverkehr etc.) hinweisen
  - Für durchstrukturierten Tag sorgen: stets zur selben Zeit wecken, Körperpflege, Mahlzeiten, Post/Zeitung auslegen etc.
  - Bestimmte Aktivitäten an festgelegten Tagen (Baden, Ausflüge etc.) durchführen
  - Wochentag mehrfach täglich erwähnen; andere feste Wochentage immer wieder ins Gespräch einbauen (»Morgen, am ... ist wieder ...«)
  - Jahreszeittypischer Raumschmuck: Osterglocken, Osterschmuck, Sonnenblumen, Obst der Saison, Astern, Herbstlaub, Tannenzweige/Adventskranz, Tannenbaum, Silvesterschmuck
- Örtliche Desorientierung
  - Klar und unterschiedlich gegliederte Räume
  - Farblich markanter Bodenbelag in verschiedenen Bereichen
  - Ausreichende Beleuchtung (Männer urinieren u. U. in abgelegene schattige Ecken)
  - Zimmertemperatur bei 20/21 °C, höhere Temperaturen sollen aggressionsfördernd wirken
  - Für vertraute Möbel, Bilder, Geräusche, Teppiche, Erinnerungsstücke, Gerüche sorgen
  - Wichtige Wege und Türen deutlich markieren
  - Überforderung durch ein Übermaß an Sinneseindrücken vermeiden
- Personelle Desorientierung
  - Namensschilder tragen
  - Pflegeempfänger stets mit Namen ansprechen
  - Besucher oder Handwerker etc. bei der Begrüßung mit Namen anreden
  - Fotos von der Familie und Freunden im Zimmer aufstellen, evtl. mit Namen, aber nur solange, wie sich der Pflegeempfänger darauf noch wiedererkennt

- Feste Sitzplätze beim Essen einhalten, u. U. mit Namensschildern oder Fotos
- Von »Früher« erzählen lassen, ruhig nachfragen, aber nie korrigieren (führt zu Verwirrung)
- Vertraute Aktivitäten und Gewohnheiten unterstützen, häufig auffordern/anbieten, diese Tätigkeiten auszuführen
- Bekannte Musik und Filme abspielen (können Erinnerungen wecken)
- Bei der Körperpflege Spiegel benutzen (Selbstbild erkennen)

- Situative Desorientierung
  - Orientierungshilfen geben, s. Örtliche Desorientierung
  - Überforderung durch ein Übermaß an Sinneseindrücken vermeiden
  - Wenn der Pflegeempfänger sich wohlfühlt, in seiner »Situation« belassen
  - Kein »Verbessern« oder Diskutieren der Sichtweise des Pflegeempfängers (Konfrontation verunsichert)
  - Pflegepersonal mit wiedererkennbaren T-Shirts etc. ausstatten
  - Kein unerwartetes Ansprechen oder Anfassen (kann Ängste auslösen)
  - Probleme immer aus der Sichtweise des Pflegeempfängers zu lösen versuchen
- Desorientierung zum eigenen Körper
  - Bei Unruhe zunächst nachfragen: Harn-/Stuhldrang, Hunger oder Durst, Schmerzen? Aufmerksam beobachten: Wie verhält sich der Pflegeempfänger? Ist etwas anders als sonst?
  - Beim Waschen Basale Stimulation® anwenden

Weitere wichtige Prophylaxen

- Dehydratationsprophylaxe
- Deprivationsprophylaxe

7 Gewalt-/Aggressionsprophylaxe

7.1 Grundlagen

Der Begriff »Gewalt« bezeichnet hier eine Handlung, die mit physischem oder psychischem Zwang etwas gegen den Widerstand eines anderen Menschen durchsetzt. Als »Aggression« wird das Androhen und/oder Durchführen von Gewalt bezeichnet, es kommt zu Bedrohungen, verbalen oder physischen Verletzungen.

7.1.1 Gewaltformen

a) Körperliche Gewalt
Körperverletzung und körperliche Misshandlung

b) Psychische Gewalt
Ausgrenzung, Mobbing, Bedrohungen, Liebesentzug, Vernachlässigung, abfällige Blicke; auch verbale Gewalt, wie Beleidigungen, Bedrohungen, Verleumdung oder üble Nachrede

c) Opferlose Gewalt
Zerstörung oder Beeinträchtigung von Gegenständen; Luft aus Reifen lassen, Wände bemalen oder Mülleimer anzünden. Es gibt durchaus »Opfer« im Sinne von Betroffenheit

d) Selbstverletzung
Gewalt gegen den eigenen Körper. Ursachen sind seelische Probleme

7.1.2 Aggressionsformen

- Offene physische Form (gegenüber Lebewesen):
  - Körperliches Bedrohen, Verletzen bis hin zum Töten
- Offene physische Form (gegenüber Gegenständen):
  - Bewusste Verunreinigung oder nachlässige Behandlung von Gegenständen bis hin zu Sachbeschädigung
- Offene verbale oder nonverbale Form:
  - Beleidigende Worte, Gesten und/oder Mimik
- Indirekte Form:
  - Schädigung von Gegenständen der Person(en), gegen die sich die Aggression richtet
  - Schädigung durch üble Nachrede, Mobbing, Schikanen
- Emotionale Form:
  - Stress, Ärger, Wut, Groll, Hass, Neid

Frustrations- Aggressions-Hypothese von Miller & Dollard
- Aggression ist immer die Folge einer Frustration.
- Frustration führt immer zu irgendeiner Form von Aggression.

7.1.3 Gewalt/Aggression aus Sicht des Pflegeempfängers

- Unterbringung in einem Krankenhaus, Heim etc. aufgrund von äußeren Umständen, seltener aus freiem Willen
- Entzug des vertrauten Umfeldes (Möbel, soziale Kontakte, Lebensgewohnheiten etc.)
- Verlust der Privat- und Intimsphäre durch Unterbringung in einem Mehrbettzimmer
- Zwanghafter, andauernder Kontakt mit zunächst fremden Menschen
- Verlust des vertrauten Tagesablaufes, eine aufgezwungene Tagesstruktur (teilweise verbunden mit dem Verlust der Selbstbestimmung)

7.1.4 Gewalt/Aggression aus Sicht der Angehörigen

- Unterbringung eines Angehörigen in einem Krankenhaus, Altenpflegeheim etc. seltener aus freiem Willen/Einsicht
- Oft nur geringe Einbindung in die Pflegeprozesse
- Einschränkung der Sozialkontakte

7.1.5 Gewalt/Aggression aus Sicht einer Pflegekraft

- Psychische oder physische Aggressionen
- Verweigerungshaltung
- Provokatives Einnässen, Verschmutzen von Gegenständen etc.
- Provokatives Fordern von Aufmerksamkeit durch Missverhalten
- Austesten von Grenzen und Abklären von Verhaltensspielräumen

7.1.6 Symptome

- Beim Pflegeempfänger
  - Sinkende Toleranzschwelle
  - Aggressives Verhalten gegenüber Angehörigen, Pflegenden, anderen Pflegeempfängern
  - Sozialer Rückzug
  - Destruktives Verhalten anderen und sich selbst gegenüber
- Bei Angehörigen
  - Sinkende Toleranzschwelle
  - Unterstellen von unzureichender Behandlung
  - Unterstellen von Vorenthalt von Privilegien/Rechten
  - Aggressiver Umgangston mit Pflegenden
- Bei Pflegenden
  - Sinkende Toleranzschwelle
  - Aggressives Verhalten gegenüber Angehörigen, Pflegenden, anderen Pflegeempfängern
  - Körperliche Misshandlungen (aktiv und passiv: Liegen lassen, fixieren, Freiraum einschränken etc.)

- Psychische Misshandlungen (Nichtbeachtung, Erzeugen von Angst/ erhöhter Abhängigkeit, Entziehen von Privilegien, Beschimpfungen, plötzliches Duzen, Verweigerung bestimmter unterstützender Handlung etc.)
- Zeichen der Überforderung, Hilflosigkeit
- Bewusstes oder unbewusstes Vernachlässigen der Pflege

7.1.7 Gefährdete Personengruppen

- Überforderte Pflegekräfte
- Überforderte Pflegeempfänger
- Unterforderte Pflegeempfänger
- Schlecht informierte Pflegeempfänger
- Pflegeempfänger, die sich mit einer neuen Situation nicht abfinden können
- Überforderte Angehörige
- Schlecht informierte Angehörige
- und viele andere

7.1.8 Ursachen von Gewalt/Aggression

Beim Pflegeempfänger

- Krankhafte Ursachen (Veränderungen im Gehirn)
- Angst/Einsamkeit
- Schmerzen (krankheitsbedingte und zugefügte)
- Medikamente, Alkoholmissbrauch
- Schlafdefizit
- Schlechte Erfahrungen, Kränkung
- Über-/Unterforderung
- Konflikte wurden schon immer gewalttätig gelöst
- Frustration, Verzweiflung, Vereinsamung
- Einschränkung der Selbstbestimmung, Abhängigkeit, Hilflosigkeit
- Frühere Möglichkeiten der Konfliktbewältigung sind nicht mehr möglich (Sport, Rückzug, Freunde etc.)

- Individuelle Belastungsfaktoren (Erleben und Umgang sind nicht vergleichbar)

Bei Angehörigen

- Familiäre Probleme
- Abneigung gegenüber einer Pflegekraft
- Mangelnde Information über die Erkrankung
- Mangelndes Verständnis für die Situation des Pflegeempfängers
- Überlastung, Gedankenlosigkeit, Unachtsamkeit, Ignoranz
- Finanzielle, soziale, gesundheitliche Probleme
- Konflikte wurden schon immer gewalttätig gelöst

Bei Pflegenden

- Angst wegen früherer verbaler oder körperlicher Angriffe durch Pflegeempfänger
- Voreingenommenheit durch frühere Beschuldigungen, Misstrauen
- Ungeduld, Hektik
- Private Probleme
- Schlechtes Betriebsklima
- Überforderung (Burnout)
- Abneigung, Ekel

Risikofaktoren

- Fehlender Informationsfluss (Missverständnisse) zwischen Pflegeempfänger/Pflegenden, Angehörigen/Pflegenden, Pflegenden/Pflegenden
- Unzureichende Kenntnisse von Krankheitsbildern
- Überforderungen
- Schlechtes Betriebsklima
- Schlechte Arbeitsorganisation
- Fehlende Zusammenarbeit
- Mangelnde Bezahlung
- Ungünstige Dienste/Dienstzeiten

7.2 Prophylaxen

7.2.1 Ziele

- Vermeidung der Entstehung von Aggressionen
- Aggressionsfreier Umgang aller Beteiligten

7.2.2 Maßnahmen

Beim Pflegeempfänger

- Umzug ins Altenpflegeheim etc. möglichst gut vorbereiten
- Ausführliche Einweisung in das Alltagsleben/Räumlichkeiten/Freizeitmöglichkeiten
- Ausreichende Eingewöhnungszeit lassen
- Individualität beachten
- Konflikte früh erkennen
- U. U. professionelle Hilfen anbieten (Geistlicher, Psychologe)
- Umgebung der Krankheit anpassen
- Ruhiger, sicherer Umgang auch in Konfliktsituationen (zur Not die Auseinandersetzung verschieben oder auf andere Verantwortliche verweisen)
- Pflegeempfänger immer ernst nehmen
- Hilfen anbieten
- Immer an akutes Wahnerleben, Angst oder körperliche Ursachen, die nicht mitgeteilt werden können, denken

Bei Angehörigen

- Ausführliche Information über Gegebenheiten/Möglichkeiten der neuen Unterbringung
- Telefonnummer und Namen von Ansprechpartnern hinterlassen
- Über das Krankheitsbild/möglichen Verlauf aufklären
- Auf Wunsch an der Pflege beteiligen lassen, auf Unterstützungsmöglichkeiten hinweisen
- Probleme/Konflikte offen ansprechen

Bei Pflegenden

- Gute Arbeitsorganisation
- Für Pausen sorgen
- Information über Krankheiten/Veränderungen im Alter besorgen
- Teamgespräche führen, Supervision anbieten
- Auf das eigene Befinden achten
- Sich als Pflegekraft nicht immer persönlich angesprochen fühlen
- Eigenen Verantwortungsbereich klar benennen und auch abgrenzen
- Für Ausgleich/Entspannung sorgen
- Konflikte möglichst schnell ansprechen
- Fort- und Weiterbildungen nutzen
- Evtl. Station/Schicht wechseln
- Für Rückzugsmöglichkeiten sorgen
- Persönliche Entlastungsstrategie entwickeln (z. B. sich selbst belohnen, Schutzschild aufbauen)

7.2.3 Mögliche Maßnahmen bei Gewalt/Aggression

- Ruhiges, sicheres Auftreten
- Zugewandt bleiben, aber eindeutiges Aufzeigen des aggressiven Verhaltens
- Drohungen oder das Androhen von »Strafen« verstärken die Aggression oder führen zu Ängsten, die erneute Aggressionen auslösen können
- Missachten des Verhaltens oder Nicht-ernst-nehmen (Verniedlichung) können zu Wiederholungen oder Verstärkung führen
- Klar machen, dass nicht die Person, sondern ihr Verhalten Grenzen überschreitet
- Erfragen von Auslösern des aggressiven Verhaltens
- Situation klären, sonst das Problem wenn möglich zur Lösung vorübergehend vertagen oder Hilfe holen
- Mögliches eigenes Fehlverhalten eingestehen
- Hinterher Situation taktvoll besprechen
- Information an die Mitarbeiter und Angehörigen

- Dokumentation: immer bei Veränderungen/Aggressionshandlung sowie die eingeleiteten Maßnahmen, um Aggressions- und Gewalthandlungen zu beenden

Weitere wichtige Prophylaxen

- Dehydratationsprophylaxe
- Deprivationsprophylaxe

8 Gingivitisprophylaxe

8.1 Grundlagen

Der Mund ist kein steriler Ort. Auf den Schleimhäuten, Zahnoberflächen und im Speichel befinden sich Pilze, Viren und Bakterien, die zu einer gesunden Mundflora gehören. Bei Verletzungen in der Mundhöhle, falscher Mundhygiene oder durch eine Abwehrschwäche können Entzündungen auftreten. Eine Gingivitis ist solch eine bakterielle Entzündung des Zahnfleisches durch Bakterien-, Pilz- oder Virenbefall.

8.1.1 Symptome

- Gerötetes, geschwollenes Zahnfleisch
- Schleimhautverletzungen
- Mundgeruch
- Zunächst keine Schmerzen, später beim Kauen

8.1.2 Gefährdete Personengruppen

- Pflegeempfänger mit einer Atemunterstützung (fördert Austrocknung der Schleimhaut)
- Pflegeempfänger mit einer mangelnden Körperhygiene (mangelhafte Mundhygiene)
- Abwehrgeschwächte Pflegeempfänger
- Pflegeempfänger mit Schluckstörungen

8.1.3 Ursachen

- Allgemein geschwächte Abwehr
- Trockene Mundschleimhaut (geschwächte Abwehr)
- Mangelnde Körperpflege

8.2 Prophylaxe

8.2.1 Ziele

- Frühzeitiges Erkennen der Symptome
- Verhinderung eines Befalls (Interdental-Zahnbürsten und Zahnseide)

8.2.2 Maßnahmen

- Regelmäßige, angepasste Mundpflege
- Nach den Mahlzeiten evtl. Essensreste aus der Mundhöhle entfernen
- Ausreichende Flüssigkeitsaufnahme
- Ausgewogene Ernährung
- Mundpflegemittel

Weitere wichtige Prophylaxen

- Dehydratationsprophylaxe (Austrocknung der Mundschleimhaut)
- Parotitisprophylaxe (nachfolgender Befall der Ohrspeicheldrüsen)
- Parodontitisprophylaxe

9 Glossitisprophylaxe

9.1 Grundlagen

Wie bereits beschrieben, ist der Mund kein steriler Ort. Das gilt selbstverständlich auch für die Zunge. Ihr Aussehen gibt wichtige Hinweise auf den Pflegezustand eines Pflegeempfängers. Die Zunge sollte sauber, matt-rosa und feucht sein. Eine Entzündung der Zunge durch Bakterien-, Pilz- oder Virenbefall wird als Glossitis bezeichnet.

9.1.1 Symptome

- Gerötete, geschwollene Zungenschleimhaut
- Verletzungen der Schleimhaut
- Weißer Belag
- Mundgeruch

9.1.2 Gefährdete Personengruppen

- Pflegeempfänger mit Schluckstörungen
- Pflegeempfänger mit einer Atemunterstützung
- Pflegeempfänger mit einer mangelnden Körperhygiene
- Pflegeempfänger mit einer geschwächten Immunabwehr

9.1.3 Ursachen

- Allgemein geschwächte Abwehr
- Trockene Mundschleimhaut (geschwächte Abwehr)

- Mangelnde Hygiene
- Bakterielle oder virale Infektionen
- Toxische Einflüsse durch Tabakrauch, Alkohol
- Unzureichende Zahnpflege
- Mechanische Irritationen durch Zahnprothesen, Zähneknirschen
- Aphthen
- Eisenmangelanämie oder Vitamin-B12-Mangel
- Scharlach (Himbeerzunge)

9.2 Prophylaxe

9.2.1 Ziele

- Frühzeitiges Erkennen der Symptome
- Vermeidung eines Befalls

9.2.2 Maßnahmen

- Regelmäßige, angepasste Mundpflege
- Nach den Mahlzeiten evtl. Essensreste aus der Mundhöhle entfernen
- Ausreichende Flüssigkeitsaufnahme
- Ausgewogene Ernährung

Weitere wichtige Prophylaxen
- Dehydratationsprophylaxe (Austrocknung der Mundschleimhaut)
- Parotitisprophylaxe (nachfolgender Befall der Ohrspeicheldrüsen)

10 Infektionsprophylaxe

10.1 Grundlagen

Die menschliche Hautflora besteht aus Mikroorganismen (Bakterien, Pilze), die einen natürlichen Bestandteil der Oberfläche von gesunder Haut bilden. Ihre Aufgabe: Abwehr von Krankheitserregern.

Eine alleinige Ansiedlung oder Besiedlung von krankmachenden Bakterien und Pilze, die auf der Haut und den Schleimhäuten leben, ohne einzudringen, ist noch keine Infektion. Erst bei geschädigter Haut oder Schleimhaut oder bei Immunschwäche verursachen diese Keime eine Infektion.

Infektionen entstehen, wenn Krankheitserreger in den Körper eindringen/anhaften, sich in ihm/auf ihm vermehren und eine Reaktion der körpereigenen Abwehr auslösen. Im Normalfall werden diese Erreger von der körpereigenen Abwehr unschädlich gemacht. Nur bei besonders aggressiven Erregern oder einer geschwächten Abwehr kommt es zu einer Infektion.

Eine Infektionsprophylaxe dient dem Schutz von Pflegenden und Pflegeempfängern vor Infektion durch infektiöse Mikroorganismen (Bakterien, Viren, Pilze u. a.) und einer anschließenden Erkrankung.

10.1.1 Symptome

- Fieber
- Schmerzen

- Abgeschlagenheit
- Schwellung
- Rötung
- Überwärmung
- evtl. Auswurf
- evtl. Durchfall

10.1.2 Gefährdete Personengruppen

- Abwehrgeschwächte Personen
- Personen mit mangelnder Körperhygiene
- Personen in infektionsgefährdeten Bereichen: Krankenhaus, Arztpraxen, Unfallversorgung, Hygieneinstitut u. a.

10.1.3 Ursachen

- Mangelnde Hygiene
- Geschwächte Abwehr (Krankheit, Alter)
- Aggressive Erreger

Risikofaktoren

- Hohes Alter (geschwächte Abwehr)
- Diabetes mellitus (hohe Zuckerkonzentration als Nahrungsgrundlage für Erreger, Empfindungsstörungen)
- Operationen (Große Wundflächen)
- Medikamente (Schwächung der eigenen Abwehr)
- Mangelernährung (Schwächung der eigenen Abwehr)
- Mangelnde Körperhygiene
- Mangelnde Umgebungshygiene

10.2 Prophylaxe

10.2.1 Ziele

- Vermeidung von Infektionen und Erkrankung
- Erhaltung der körpereigenen Abwehr

10.2.2 Maßnahmen

- Händehygiene (vor und nach Umgang mit Pflegeempfängern, vor der Gabe von Medikamenten oder Essen, nach Toilettengang, Naseputzen usw.), Handschuhe sind kein hunderprozentiger Schutz!
- Tragen von Schutz-/Arbeitskleidung. Einmalhandschuhe zur Vermeidung von direktem Kontakt mit Blut, Sekreten, anderen Flüssigkeiten, Geräten, Instrumenten oder Oberflächen, die sicher oder wahrscheinlich kontaminiert sind, anschließend Hände desinfizieren
- Mund-Nasen- und Augenschutz schützen vor Keimen die beim Sprechen und Husten abgegeben werden, vor verspritztem Blut oder Spritzern anderer Körpersekrete
- Hygienische Umgebung (wiederverwendetes Pflegematerial nach Gebrauch reinigen, desinfizieren und vorschriftsmäßig lagern, regelmäßiger (und zusätzlich bei Bedarf) Wechsel von Wäsche, Inkontinenzmaterialien etc.)
- Medikamente mit Anbruchdatum versehen, auf das Verfallsdatum und auf vorgeschriebene Lagerung achten, auf regelmäßige und vorgeschriebene Einnahmedauer achten (z. B. bei Antibiotika)
- Steigerung der körpereigenen Abwehr durch Sport, Sauna, ausgewogene Ernährung
- Geschlossene Urinsysteme und suprapubische Katheter verwenden oder Selbsteinmalkatheterismus
- Vor und nach Wundverbänden Hände desinfizieren und Handschuhe tragen, alte Verbände ordnungsgemäß entsorgen
- Arbeitsflächen nach Benutzung reinigen/desinfizieren

Weitere wichtige Prophylaxen

- Dekubitusprophylaxe (Infektionsquelle)
- Mundhygiene (Infektionsquelle)
- Dehydrationsprophylaxe (abgeschwächte Abwehr)
- Zystitisprophylaxe (Infektionsquelle)
- Pneumonieprophylaxe (Infektionsquelle)

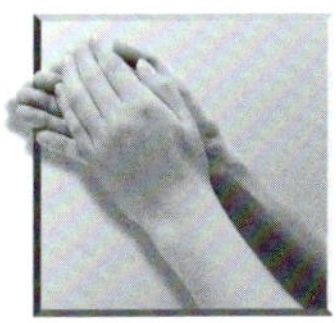

1. Schritt:
Handfläche auf Handfläche

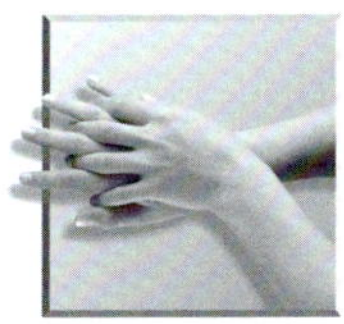

2. Schritt:
rechte Handfläche über linkem Handrücken und linke Handfläche über rechtem Handrücken

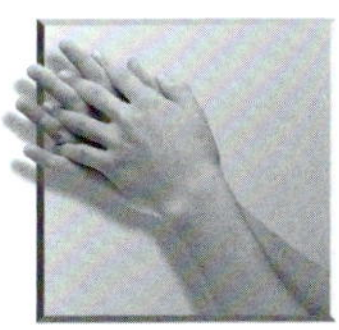

3. Schritt:
Handfläche auf Handfläche mit verschränkten, gespreizten Fingern

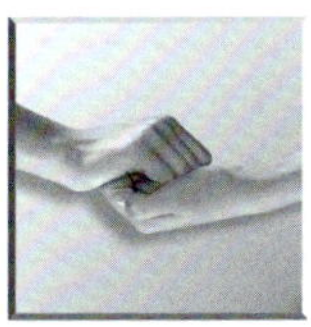

4. Schritt:
Außenseite der Ringer auf gegenüberliegende Handflächen mit verschränkten Fingern

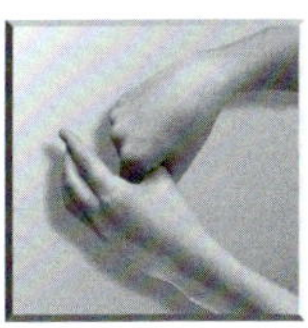

5. Schritt:
kreisendes Reiben des Daumens in der geschlossenen linken Handfläche und umgekehrt

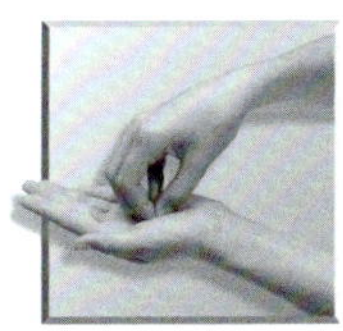

6. Schritt:
kreisendes Reiben hin und her mit geschlossenen Fingerkuppen der rechten Hand in der linken Handfläche und umgekehrt

Abb. 4: Die hygienische Händedesinfektion.

11 Intertrigoprophylaxe

11.1 Grundlagen

Als Intertrigo (Wundsein, Hautwolf oder Wolf) wird eine »unscharf umschriebene Hautentzündung im Bereich von Hautregionen, die flächenhaft aneinander angrenzen und sich bei Bewegungen leicht und häufig aneinander reiben (z. B. Oberschenkel, Gesäßbacken)«[4] bezeichnet. Die hochroten, nässenden Hautverletzungen entstehen durch eine Aufweichung der Haut, häufig bei einer Harninkontinenz, starkem Schwitzen und/oder Reibung in Hautfalten. Alle Maßnahmen zur Vorbeugung von juckenden und nässenden Hautdefekten in Hautfalten (Intertrigo) bezeichnet man als Intertrigoprophylaxe.

11.1.1 Symptome

- Stark gerötete Haut
- Aufgeweichte, nässende Haut
- Hautjucken

11.1.2 Gefährdete Personengruppen

- Pflegeempfänger mit Adipositas
- Pflegeempfänger mit Fieber
- Pflegeempfänger mit übermäßiger Schweißproduktion

---

[4] Ebd., S. 393

11.1.3 Ursachen

- Starkes Schwitzen
- Harninkontinenz
- Wasserdampfundurchlässiges Inkontinenzmaterial
- Tragen von nicht schweißaufsaugender Unterwäsche

Risikofaktoren

- Adipositas (vermehrte Hautfalten)
- Schwitzen (z. B. bei Adipositas, Fieber, Apoplex, Hyperthyreose, M. Parkinson etc.)
- Urininkontinenz (feuchtwarmes Milieu, Gefahr der Bakterien- und Pilzvermehrung, Ammoniak und Harnstoff schädigen die Haut)
- Stuhlinkontinenz (besonders bei Diarrhoe, Verdauungsenzyme schädigen die Haut)
- Wasserdampfundurchlässiges Inkontinenzmaterial (Wärme- und Feuchtigkeitsstau)
- Falsche oder fehlende Hautpflege (Puder, keine ph-neutrale Seifen, nicht ausreichendes Trocknen von Hautfalten oder Zehenzwischenräumen)
- Kontrakturen, spastische Lähmungen (Haut auf Haut)

11.1.4 Gefährdete Körperstellen

- Unter den Brüsten
- In den Bauchfalten
- In den Leisten bzw. an den Innenseiten der Oberschenkel
- In der Analfalte/Dammregion
- Zwischenräume der Finger und Zehen
- In den Achselhöhlen

11.2 Prophylaxe

11.2.1 Ziel

- Gesunderhaltung der Oberhaut an den gefährdeten Stellen.

11.2.2 Maßnahmen

- Pflegeempfänger informieren und motivieren
- Kleidung aus Natur- oder Spezialfasern benutzen (bessere Feuchtigkeitsaufnahme)
- Verschwitzte Wäsche wechseln
- Haut immer gut trocken halten
- Kein Puder verwenden (führt zu Verklumpungen)
- pH-neutrale Waschlotionen verwenden (um den Säureschutzmantel zu erhalten)
- Gute Hautbeobachtung
- Wasserdampfdurchlässiges Inkontinenzmaterial verwenden
- Feuchtes Inkontinenzmaterial sofort entfernen
- Spezieller Hautschutz bei Inkontinenz
- Mobilität erhalten und fördern
- Bei Bedarf für Baumwollstreifen zwischen den Hautfalten sorgen

Weitere wichtige Prophylaxen

- Desorientierungsprophylaxe (nachlassende Körperpflege)
- Dehydratationsprophylaxe (Verwirrtheit)
- Deprivationsprophylaxe (nachlassende Körperpflege)

12 Kontrakturenprophylaxe

12.1 Grundlagen

Der menschliche Bewegungsapparat besteht aus Knochen, Muskulatur, Gelenken, Sehnen und Nervenfasern. Als passiver Bewegungsapparat wird das Skelett (griech.: ausgetrockneter Körper) mit seinen Knochen, Gelenken, Bandscheiben, Knorpeln und Bändern bezeichnet. Als aktiver Bewegungsapparat wird das Muskelsystem mit seinen Sehnen und Sehnenscheiden bezeichnet. Er sorgt für die stabile Körperhaltung und ermöglicht die aktive Bewegung des passiven Bewegungsapparats.

Eine Kontraktur ist eine bleibende Verkürzung von Muskeln, Sehnen und Bändern. Es kommt zu einer bleibenden Einschränkung der Beweglichkeit oder zu einer kompletten Versteifung eines Gelenks. Die betroffenen Gelenke lassen sich auch passiv nicht oder nur äußerst schwer und mit viel Kraft und nur in geringem Maße bewegen.

Eine vorübergehende Funktionseinschränkung eines Gelenks, z. B. nach längerem Tragen eines Gipses o. ä., wird nicht als Kontraktur bezeichnet.

12.1.1 Symptome

- Bewegungseinschränkung
- Bewegungsvermeidungen
- Erkennbarer Widerstand bei Schmerzen bei Bewegungen
- Pathologische Haltung des betroffenen Gelenks
- Komplette Versteifung einzelner Gelenke (z. B. Spitzfuß)

12.1.2 Gefährdete Personengruppen

- Bettlägerige
- Pflegeempfänger mit Lähmungen
- Pflegeempfänger mit Einschränkungen der Mobilität (länger andauernde Gelenkerkrankungen, Spastiken, Muskelerkrankungen etc.)

12.1.3 Ursachen

- Falsche Lagerung
- Fehlende Muskelbewegungen: Nervenschädigungen (z. B. Halbseitenlähmung, Querschnittslähmung), neurologische Erkrankungen (z. B. Parkinson), Bewusstseinseintrübungen
- Störungen in der Blutversorgung der Muskulatur
- Immobilität/Bettlägerigkeit
- Schmerzen (Schonhaltung)
- Narben

Risikofaktoren
- Längere Inaktivität (Bewegungsmangel, Verbände, entzündliche oder degenerativen Gelenkprozesse, Narben) eines Gelenkes, Muskelabbau
- Schmerzen
- Schonhaltung

12.2 Prophylaxe

12.2.1 Ziele

- Funktion und natürliche Stellung von Gelenken kennen
- Regelrechten Ablauf der Bewegungen (Funktion) erhalten oder wiederherstellen.

- Anatomisch richtige und funktionstüchtige Ruhestellung der Gelenke erhalten
- Gelenke in physiologischer Mittelstellung lagern können (s. u.)

12.2.2 Maßnahmen

- Mobilisation
  - Mehrfache tägliche Mobilisation aller gefährdeter Gelenke
  - Bewegungsübungen, aktiv oder passiv
  - Schmerzen lindern
- Lagerungen
  - Oberarm: In 30° abgewinkelt
  - Unterarm: Winkel ca. 100°, leicht erhöht
  - Hand: leicht einwärts gebeugt, Finger leicht gebeugt, Daumen in Opposition zum Zeigefinger
  - Hüftgelenk oder/und Kniegelenk möglichst gestreckt
  - Füße: Widerstand durch weiche Fußstütze, Druck durch Bettdecke verhindern (Spitzfußgefahr)

12.2.3 Kontraindikationen bei Bewegungsübungen

- Starke Fehlstellungen
- Schmerzen
- Fieber
- Erbrechen
- Durchfall
- Geschwollene Gelenke

Weitere wichtige Prophylaxen

- Dekubitusprophylaxe
- Sturzprophylaxe
- Intertrigoprophylaxe

13 Kreislaufkollapsprophylaxe, orthostatische Synkope

13.1 Grundlagen

Beim gesunden Menschen wird das Blut durch das Herz in die arteriellen Blutgefäße gepumpt. Diese verzweigen sich und gehen in die Venen über. Der Transport in den Arterien erfolgt durch die Kontraktion des Herzen und der Aorta und weiter durch die Kontraktion der arteriellen Gefäßmuskeln. Der venöse Rückfluss zum Herzen erfolgt durch das Zusammenziehen der an den Venen anliegenden Skelettmuskulatur und die Druckwellen der daneben liegenden Arterien.

Ein Kreislaufkollaps beschreibt eine vorübergehende Minderdurchblutung des Gehirns aufgrund von Blutvolumenmangel (Sauerstoffmangel) mit einer folgenden Bewusstlosigkeit.

13.1.1 Symptome

Plötzlich einsetzende, kurz andauernde Bewusstlosigkeit, die mit einem Verlust des Muskeltonus (aufrechte Haltung) einhergeht

13.1.2 Ursachen

Das Blut unterliegt wie alles andere der Schwerkraft, d. h. ohne Muskelkraft fließt das Blut nicht zum Herzen zurück. Im Liegen fehlt die Muskelarbeit der Skelettmuskulatur der Beine, nur die Druckwellen der Arterien pumpen indirekt einen Teil des venösen Blutes zum Herzen, ein Teil verbleibt in den Venen der Beine und steht dem Kreislauf nicht mehr zur Verfügung. Im Liegen kann das Herz mit dem verminderten Volumen noch einen ausreichend hohen Blutdruck aufbauen, um für eine ausreichende Versorgung des Gehirns mit Sauerstoff zu sorgen. Beim Aufstehen fließt vermehrt Blut in die Beine, das Herz kann jetzt u. U. aufgrund des noch höheren Blutvolumenmangels keinen ausreichenden Druck aufbauen. Es kann zu einer Unterversorgung des Gehirns mit Sauerstoff und dadurch zu einem Kreislaufkollaps kommen, einer orthostatischen Synkope.

Risikofaktoren

- Bettlägerigkeit
- Flüssigkeitsmangel
- Herzinsuffizienz
- Vena-cava-Kompressionssyndrom (Kreislaufstörung in der Schwangerschaft durch Druck des Kindes in der Gebärmutter auf die untere Hohlvene, es kommt zu einer Behinderung des Blutflusses zum Herzen)
- Krampfadern (venöses Blut versackt in geweiteten Gefäßen)

13.2 Prophylaxe

- Ausgeglichene Flüssigkeitsbilanz
- Vor dem Aufstehen Beine des Pflegeempfängers im Bett bewegen (Muskelpumpe wird aktiviert)
- Vor dem Aufstehen Beine des Pflegeempfängers Beine hochlagern (venöser Rückfluss wird gefördert)
- Vor dem Aufstehen sollte der Pflegeempfänger sich erst einige Zeit an den Bettrand setzen (Stabilisierung des Kreislaufs)
- Messung des Blutdrucks bei Pflegeempfängern mit einer Hypotonie

Weitere wichtige Prophylaxe

- Dehydratationsprophylaxe

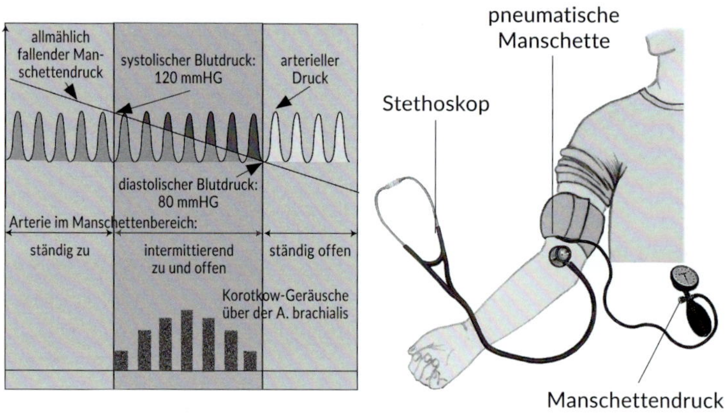

Abb. 5: Schematische Darstellung der Geräusche (Korotkow-Geräusche) beim Blutdruckmessen nach Riva-Rocci.

14 Obstipationsprophylaxe

14.1 Grundlagen

Im Dickdarm findet keine Verdauung statt, hier werden Reste der Verdauungssäfte wieder ins Blut aufgenommen und der eingedickte Rest wird durch Muskelbewegungen in den Enddarm transportiert, um als Stuhl wieder ausgeschieden zu werden. Durch die im Dickdarm reichlich vorhandenen Kolibakterien kommt es zur Zersetzung der Nahrungsreste. Die dabei entstehenden Darmgase werden zu 90 % vom Körper aufgenommen und über die Leber entgiftet. Der Rest wird als Blähung ausgeschieden.

Obstipation ist keine Krankheit, sondern ein Symptom: eine akute oder chronische Verstopfung des Darmes. Als normale Häufigkeit der Stuhlentleerung gilt von einmal in zwei bis drei Tagen bis dreimal täglich, schmerzfrei und ohne Anstrengungen.

14.1.1 Symptome

- Verstopfung
- Erschwerte Darmentleerung
- Verzögerte Darmentleerung
- Oft schmerzhafte Darmentleerung
- Harter Stuhl, Stuhlsteine
- Eine plötzliche Obstipation bei gleich bleibenden Lebensgewohnheiten kann auf eine Darmerkrankung hinweisen

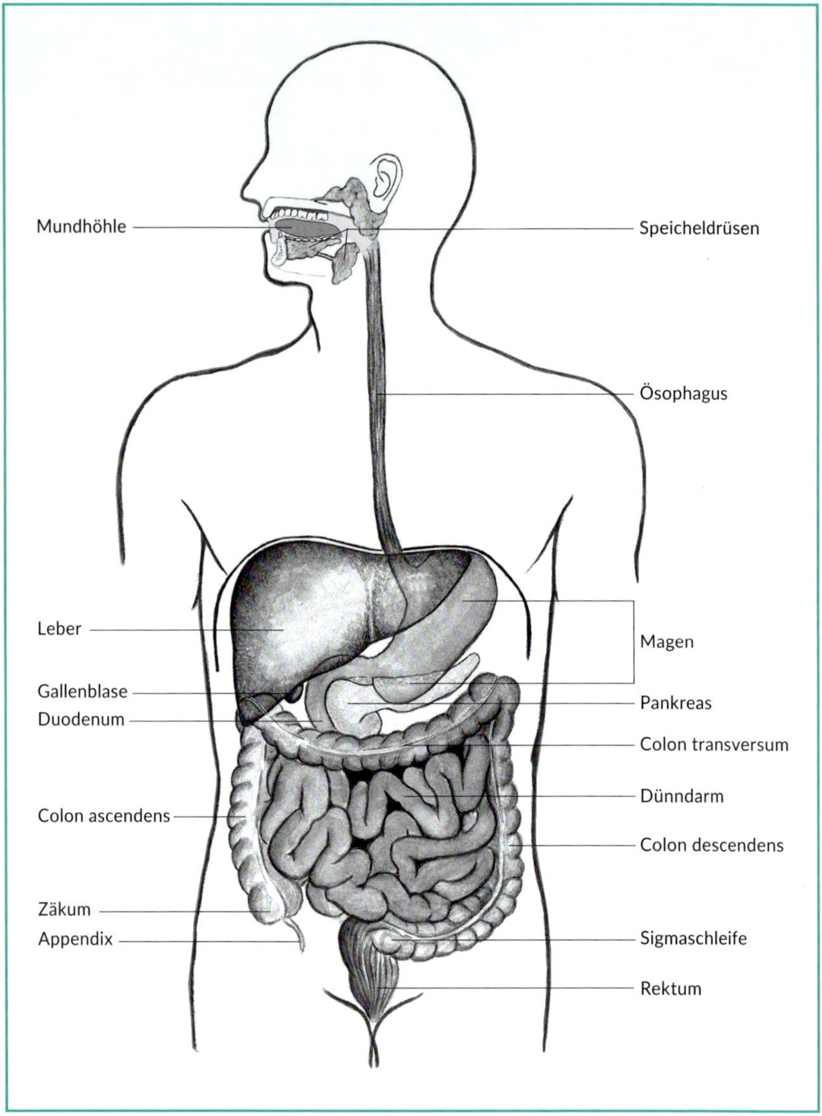

Abb. 6: Übersicht über die Verdauungsorgane.

Bitte beachten

Dünnflüssiger Stuhl nach einer längeren Obstipation muss nicht bedeuten, dass die Obstipation beendet ist. Der Stuhl hat sich nur zum Teil verflüssigt und umgeht das Hindernis. Die Verstopfung des Darms bleibt trotzdem bestehen.

14.1.2 Ursachen

- Verminderte Darmperistaltik: Bewegungsmangel, falsche Ernährung
- Psychische Erkrankungen (z. B. Depression)
- Psychische Ursachen: Scham, seinen Toilettengang u. U. in einem Mehrbettzimmer verrichten zu müssen, kann zum Unterdrücken des Stuhldranggefühls führen, der Stuhl verbleibt länger im Darm, wird mehr eingedickt (Stuhlsteine)
- Medikamente: Opiate (wirken hemmend auf die Darmtätigkeit), übermäßiger Gebrauch von Abführmitteln kann Obstipation auslösen
- Störungen im Flüssigkeitshaushalt (ungenügende Trinkmenge, Fieber, Wundsekrete oder Erbrechen): Bei Flüssigkeitsmangel wird dem Stuhl im Dickdarm mehr Wasser entzogen, der Stuhl »dickt« ein
- Störungen im Elektrolythaushalt (Diuretikagabe, Dialyse, Nierenfunktionsstörungen): Der Transport des Stuhls im Darm verzögert sich
- Darmerkrankungen/Operationen

Risikofaktoren

- Ballaststoffarme Ernährung: Die Darmperistaltik wird nicht genügend angeregt
- Schokolade, Pralinen, Bananen (wirken stopfend)
- Nicht ausreichende Bewegung (Bettruhe, Lähmungen, Schmerzen etc.)
- Nicht ausreichende Flüssigkeitszufuhr (ältere Pflegeempfänger, bewusstseinseingeschränkte Pflegeempfänger)
- Missbrauch von Laxantien (Abführmittel), Diuretika
- Erhöhte Schmerzmitteleinnahme
- Psychische Belastungen

14.2 Prophylaxe

14.2.1 Ziel

- Regelmäßiger und schmerzfreier Stuhlgang

14.2.2 Maßnahmen

- Ausreichende Einfuhr (2–3 l pro Tag)
- Ausreichende Bewegung (Treppensteigen statt Aufzug, Rad statt Auto fahren, dreimal pro Woche 30-Minuten-Spaziergänge)
- Übungen zur Stärkung der Bauchmuskulatur (Bauch 10 Sekunden lang kräftig einziehen und langsam entspannen, fünfmal wiederholen)
- Bewegungsübungen und Gymnastik im Bett
- Abwechslungsreiche, ballaststoffreiche Ernährung (Obst, Gemüse, Körnerbrot)
- Leinsamen, Kleie, indischer Flohsamen, Pflaumen, Datteln mit ausreichend Flüssigkeit zu den Mahlzeiten.

- Schokolade, Bananen, Weißbrot oder Kuchen nur in geringen Mengen
- Gleichmäßigen Tagesrhythmus beibehalten
- Darmmassagen
- Für Ruhe und Intimität während der Defäkation (Abführen) sorgen
- Kein Pressen während der Defäkation (Gefahr der Hämorrhoidenbildung)

Bei bereits bestehender Obstipation kann mit den obigen Maßnahmen oft nichts erreicht werden. Hier kann der Darm nach (ärztlicher Anordnung) mit einem Clysma oder Einlauf entleert werden.

Weitere wichtige Prophylaxen

- Dehydratationsprophylaxe
- Desorientierungsprophylaxe (nicht ausreichende Flüssigkeitszufuhr)

15 Parodontitisprophylaxe

15.1 Grundlagen

Von den etwa 500 verschiedenen Bakterienarten, die in der Mundhöhle vorkommen können, sind nur wenige krankheitserregend. Die Parodontitis (oft fälschlich als Paradontose: eine nicht entzündliche Erkrankung, bezeichnet) ist eine bakteriell bedingte Entzündung des Zahnhalteapparates (Zahnfleisch, Zahnzement, Zahnfach, Wurzelhaut), die meist irreversible Schäden hervorruft.

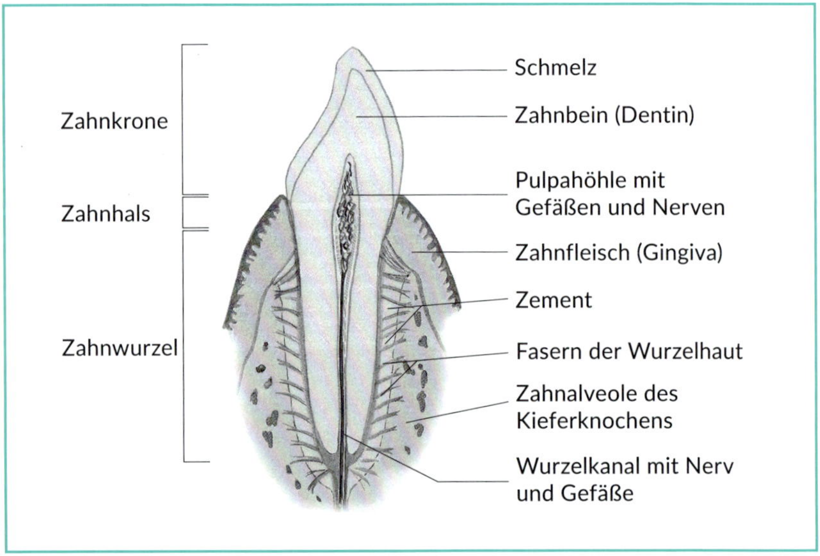

Abb. 7: Zahn mit seinem Halteapparat.

15.1.1 Symptome

- Zahnfleischbluten
- Taschenbildung
- Fortschreitender Verlust des Zahnfleisches und schließlich Knochenabbau
- Lockerung und Verlust der Zähne

15.1.2 Ursachen

- Schlechte oder falsche Mundhygiene mit Zahnbelag (Plaque) und Zahnstein
- Genetische Veranlagung

Risikofaktoren

- Tabakkonsum (Raucher haben ein vier- bis sechsfach erhöhtes Risiko, eine Parodontitis zu entwickeln)
- Diabetes mellitus
- Lebenspartner mit bestehender Parodontitis. Eine Ansteckung ist auch von Mutter zu Kind möglich
- Schwangerschaft: Durch Hormonumstellung lockert sich das Bindegewebe, das Zahnfleisch schwillt an und Bakterien können leichter in die Tiefe vordringen
- Offene Zahnkaries
- Zähneknirschen
- Allgemeine Abwehrschwäche
- Unausgewogene Ernährung
- Ungünstig lokalisierte Piercings im Mundraum (Lippe, Lippenbändchen, Zunge)

15.2 Prophylaxe

15.2.1 Ziele

- Erhaltung der gesunden Mundflora
- Vermeidung von Ablagerungen an den Zähnen

15.2.2 Maßnahme

- Regelmäßige Mundpflege
- Zusammenhängende Prophylaxen (s. S. 64)

16 Parotitisprophylaxe

16.1 Grundlagen

Die paarigen Ohrspeicheldrüsen liegen vor den Ohren und münden in den Rachenraum. Sie sondern etwa 1,5 l Speichel am Tag in den Mund ab. Der Speichel dient der Anfeuchtung der Nahrung, der Vorverdauung von Nahrung und kann Bakterien töten. Die Parotitis (Sialadenitis) ist eine Entzündung der Ohrspeicheldrüse.

Kommt es durch das Mumps-Virus zu einer Entzündung können Taubheit oder Schwerhörigkeit, eine Entzündung der Gehirnhäute (Meningitis) oder des Gehirns (Enzephalitis) oder der Bauchspeicheldrüse (Pankreatitis) als Folge auftreten.

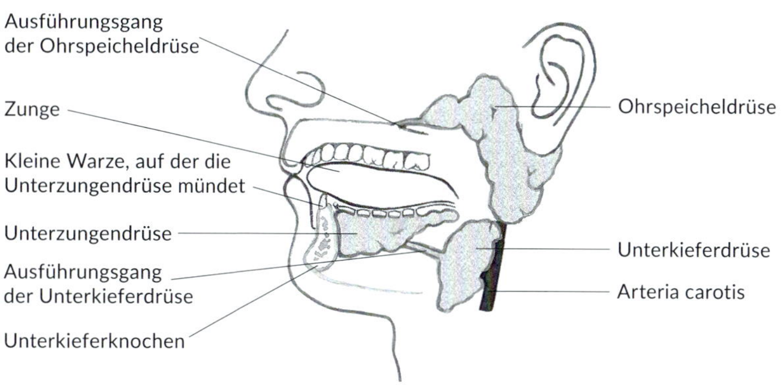

Abb. 8: Die Speicheldrüsen.

16.1.1 Symptome

- Harte Schwellung der vor dem Ohr liegenden Drüse
- Starke Schmerzen vor dem Ohr
- Schmerzen beim Kauen
- Kieferklemme durch Schwellung der Speicheldrüsen

16.1.2 Ursachen

- Hauptursache ist eine mangelnde oder fehlende Kautätigkeit und ein fehlender Speichelfluss
- Infektionen der Mundhöhle – Häufigster viraler Erreger ist das Mumps-Virus
- Tumorerkrankung
- Bestimmte Medikamente: Antibiotika, Zytostatika
- Flüssigkeitsmangel (Speichelsteine – Dickt der Speichel ein, kann es in den Gängen der Speicheldrüsen zu Speichelsteinen kommen. Sie können den Abfluss blockieren und so zu Entzündungen führen)

Risikofaktoren

- Nahrungskarenz, z. B. vor und nach Operationen
- Mangelnde Speichelproduktion
- Tracheotomierte, intubierte Pflegeempfänger
- Parenterale Ernährung (z. B. über ZVK (= Zentraler Venenkatheter), Port-System)
- Enterale Ernährung über eine Magensonde (z. B. PEG = Perkutane endoskopische Gastrostomie = äußerlicher, künstlich angelegter Zugang zum Magen)
- Verletzungen oder Operationen im Mund- oder Kieferbereich
- Mangelhafter Zahnstatus oder schlecht sitzendes Gebiss
- Bewusstlosigkeit
- Rauchen
- Null-Diät (und daher verminderte Speichelproduktion)

- Mangelnde Mundpflege
- Austrocknen der Mundhöhle (Mundatmung)
- Schwächung der Abwehrkraft

16.2 Prophylaxe

16.2.1 Ziele

- Entzündung der Ohrspeicheldrüse verhindern
- Speichelproduktion anregen

16.2.2 Maßnahmen

- Kautätigkeit fördern
- Erhaltung einer intakten feuchten Schleimhaut des Mundes
- Beschwerdefreie Nahrungsaufnahme ermöglichen (angepasster Zahnersatz oder Gebisssanierung)
- Lippen-, Zahnfleisch, Zungen- und Mundschleimhautpflege
- Anregen des Speichelflusses durch Kaugummi, Fruchtgummi, harte Brotkrusten, Trockenfrüchte
- Für ausreichende Flüssigkeitszufuhr sorgen
- Durch optische und sensorische Reize wie Zitrusfrüchte die Speichelproduktion anregen

Weitere wichtige Prophylaxen

- Gingivitis-, Glossitis- und Stomatitisprophylaxe
- Dehydratationsprophylaxe
- Desorientierungsprophylaxe (nachlassende Körperpflege)
- Deprivationsprophylaxe (nachlassende Körperpflege)
- Parodontitisprophylaxe

17 Pneumonieprophylaxe bzw. Atelektasenprophylaxe

17.1 Grundlagen

Gesunde Menschen wechseln immer wieder ihre Position. Durch diese Lageveränderung kommt es auch zu einer unterschiedlichen Belüftung und Durchblutung der verschiedenen Lungenabschnitte. Bereiche, die dem Boden zugewandt sind (im Stehen die unteren Anteile, im Liegen die Rückenanteile usw.), werden aufgrund der Schwerkraft besser durchblutet, aber schlechter belüftet. Durch Bewegungen kommt es zu einem ständigen Wechsel von besserer Durchblutung und Belüftung. In Bereichen, die schlecht belüftet werden, kann es aufgrund der feuchtwarmen Verhältnisse zu einer Lungenentzündung (Pneumonie) kommen.

Die Lungenbläschen werden beim gesunden Menschen durch einen in der Lunge bestehenden Druck immer offen gehalten. Kommt es zu einer Verlegung einer Bronchiole (kleine Luftröhre) wird das dahinter liegende Gebiet nicht mehr ausreichend oder gar nicht belüftet. Der Druck im Lungenbläschen fällt ab und sie fällt in sich zusammen. Dies wird als Atelektasenbildung bezeichnet. An diesen Stellen findet kein Gasaustausch mehr statt.

Alle pflegerischen und medizinischen Maßnahmen, die die Entstehung von Atelektasen und/oder einer Lungenentzündung verhindern sollen, bezeichnet man als Pneumonie- bzw. Atelektasenprophylaxe.

Die Erreger einer Pneumonie stammen aus dem eigenem Nasen-Rachenraum des Patienten oder werden durch Husten oder Niesen übertragen. Bei sonst gesunden Menschen heilt eine Lungenentzündung meist folgenlos ab.

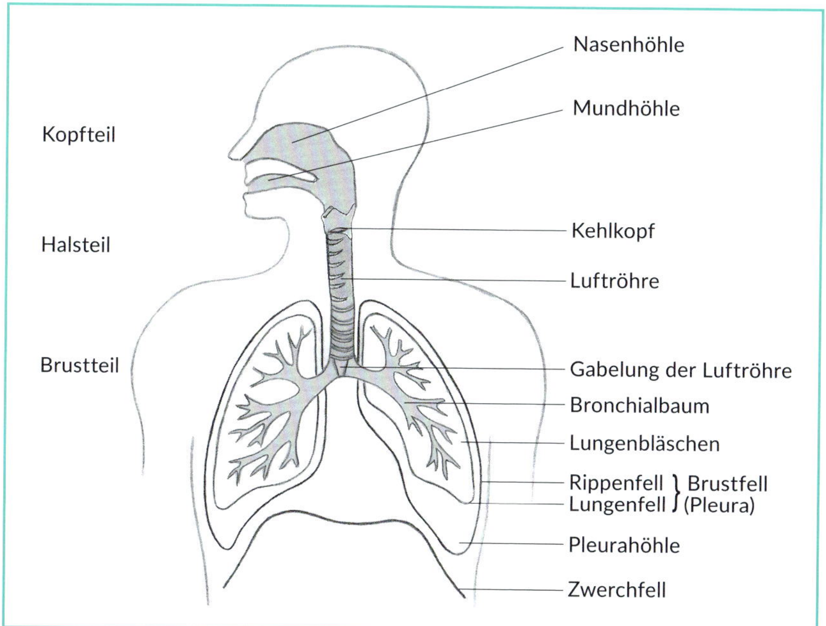

Abb. 9: Übersicht über die Lage der Atmungsorgane.

In Deutschland erkranken jedes Jahr ungefähr 100.000 Menschen an einer Pneumonie. Besonders gefährlich sind Pneumonien, die im Krankenhaus entstehen, da es sich hier um ohnehin in der Abwehr geschwächte Menschen handelt, die vermehrt krank machenden Keimen ausgesetzt sind.

17.1.1 Pneumonien

Symptome

- Eine Pneumonie kann sehr unterschiedlich verlaufen, bei älteren Patienten muss es z. B. nicht immer zu Fieber kommen
- Sehr schnelle Atmung (Tachypnoe) bei einer schweren Lungenentzündung
- Lippen und Fingernägel können sich als Anzeichen für den Sauerstoffmangel bläulich verfärben (Zyanose)
- Tiefes Einatmen oder Husten bereiten häufig Schmerzen

Bakterielle Pneumonie

Die klassische (bakterielle) Lungenentzündung beginnt mit plötzlichem Schüttelfrost, hohem Fieber, Atemnot, Husten und gegebenenfalls atemabhängigen Schmerzen in der Brust. Der Husten ist anfangs trocken, nach einer Weile wird Schleim abgehustet, der grün, gelb, braun oder rostfarben sein kann.

Atypische Pneumonie

- Lungenentzündungen, die durch Viren oder Parasiten verursacht werden, beginnen meist langsam mit leichtem Fieber ohne Schüttelfrost und Kopf- und Gliederschmerzen. Der Husten ist trocken, Schleim wird kaum ausgehustet.

Ursachen

- Lungenerkrankungen mit Sekretstau (COPD etc.)
- Infektion im Nasen-Rachenraum
- Gewebsschädigung durch Gifte (z. B. Aspiration von Magensäure, Gase/Stäube)

Risikofaktoren

- Mangelnde Belüftung der Lunge, Schonatmung (Bettruhe, Bewusstlosigkeit, Schmerzen)
- Kontakt mit Krankheitserregern
- Aspiration (Erbrochenes Blut, Speichel etc.)
- Schluckstörungen (Tracheotomierte, Apoplektiker etc.) s. o.
- Mangelnde Mundpflege
- Geschwächtes Immunsystem (Alte, Kranke, Kinder, Mangelernährte, Raucher etc.)
- Austrocknung der Atemwegschleimhaut (mangelnde Abwehr)
- Akute Herzinsuffizienz (Stauung in der Lunge)

Es gibt verschiedene Skalen zur Erfassung der Pneumoniegefährdung, die bekannteste ist die Atemerfassungs-Skala von Christel Bienstein.

17.1.2 Atelektasen

- Die Symptome sind je nach Größe des betroffenen Gebietes mehr oder weniger ausgeprägt.
- Atemnot
- Tachykardie (Herzrasen)
- Zyanose (Blaufärbung der Haut)

17.2 Prophylaxen

17.2.1 Ziele

- Behebung einer Fehlatmung
- Ausreichende Belüftung der Lungen
- Sekretlockerung, um das Abhusten zu erleichtern
- Vermeidung einer Aspiration

17.2.2 Maßnahmen

Die einfachste Maßnahme ist die möglichst frühe Mobilisation!

Atemgymnastik

- Pflegeempfänger zum tiefen Atmen in Brust und Bauch und zur Nasenatmung aktivieren
- Mit Pflegeempfänger im Stehen »Äpfelpflücken« üben, auf der Stelle treten
- Mit Hilfsmitteln: Spezialgeräte aus Röhren und leichten Kugeln wie z. B. Triflo®

- Kontaktatmung: Bauchatmung (Hände auf den Bauch), Thoraxatmung (Hände seitlich), Flankenatmung (Hände in Nierengegend). Der Patient soll dabei zu den Händen der Pflegekraft hin atmen
- Lippenbremse (Ausatmung durch die geschlossenen Lippen)
- Ausatmen gegen Widerstände (Strohhalm im Wasserglas, Luftballon aufblasen): Bitte beachten: Das kann zu einer Hyperventilation führen
- Abklopfen und Vibrationsmassage des Thorax (Wirkung wissenschaftlich nicht belegt)
- Ein Giebelrohr ist nicht zu empfehlen! Durch das Ausatmen in das Giebelrohr erhöht sich der CO_2-Gehalt in der folgenden Einatemluft, der Pflegeempfänger muss deshalb tiefer einatmen, um genügend Sauerstoff zu bekommen. Es kann hierbei schnell zu einer Überanstrengung mit einem ungewollten Anstieg des Blutdrucks, der Herzfrequenz und der Atemfrequenz bis hin zur Hyperventilation kommen!

Atmungsunterstützende Lagerungen

- Alle 1 bis 2 Stunden Lagewechsel (vermeidet Sekretfestsetzung)
- Oberkörper hoch lagern (verhindert Aspiration)
- Seitenlagerung (ermöglicht Sekretabfluss in die großen Bronchien)
- Halbmondlagerung (Dehnung einer Lungenhälfte)
- VATI-Lagerungen (Verbesserung der Belüftung einzelner Lungenbereiche)
- Drainagelagerungen: Bei Patienten mit gutem Allgemeinzustand kann auch die Quinck'sche Hängelage angewandt werden (Erleichterung des Abhustens)
- Kutschersitz (Atemerleichterung)

Abhusten erleichtern

- Ausreichende Flüssigkeitszufuhr (verhindert zähflüssiges, schwer abzuhustendes Sekret)
- Inhalation mit Wasserdampf (evtl. Zugabe von Medikamenten oder Äther, Ölen), Ultraschallvernebler verkleinern die Wasserdampfmoleküle so weit das sie in die unteren Atemwege gelangen (s. o.)
- Inhalation durch Einreibungen mit ätherischen Ölen (krampflösend, hustenreizstillend u. a.)

- Anwendung von feuchtwarmen Umschlägen oder Wickeln des Thorax (schleimlösend)
- Gabe von schleimlösenden Medikamenten
- Pflegeempfänger zum richtigen Aushusten auffordern: Hochlagerung des Oberkörpers oder Sitzen am Bettrand, tiefe Einatmung durch die Nase, plötzliches, stoßartiges Ausatmen durch den Mund
- Nach Bauch- oder Thoraxoperation: flache Hand zur Unterstützung der Atmung auf die Operationswunde legen
- Im Liegen beim Husten Knie- und Gesäßmuskeln anspannen
- Sputum ausspucken lassen
- Weitere Maßnahmen:
  - Zimmer immer gut durchlüften, jedoch Zugluft vermeiden. Trockene Luft möglichst mithilfe eines Luftbefeuchters anfeuchten
  - Mobilitätserhaltung in höchstmöglichem Maß: Jede körperliche Anstrengung führt zu einer tieferen Atmung und damit zu einer besseren Belüftung der Lunge
  - Ist der Patient nicht selbstständig in der Lage, Sekret abzuhusten, ist es nötig, dieses abzusaugen. Dies kann über Mund oder Nase geschehen
  - Ausreichende Mundhygiene
  - Vitamin- und eiweißreiche Ernährung, frisches Obst, ausreichende Flüssigkeitsaufnahme

17.2.3 Atem-Stimulierende-Einreibung (ASE)

Als Maßnahme zur positiven Beeinflussung der Körperwahrnehmung und Atmung dient die ASE der gleichmäßigen, ruhigen und tiefen Atmung und der Unterstützung der Körperwahrnehmung. Der Pflegeempfänger sollte sich in einem ruhigen, warmen Zimmer befinden. Er kann an der Bettkante oder auf einem Stuhl (Brust in Richtung Lehne), die Arme bequem abgestützt, sitzen; die Füße sollten Bodenkontakt haben. Auch in der Seitenlage ist die ASE möglich, hier können dann allerdings die Lungenseiten nur einzeln stimuliert werden. Die behandelnde Pflegekraft sollte ihre (von Schmuck befreiten) Hände und eine Lotion oder ein Öl vor der Durchführung anwärmen. Nachdem Pflegeempfänger und Pflegekraft eine für bei-

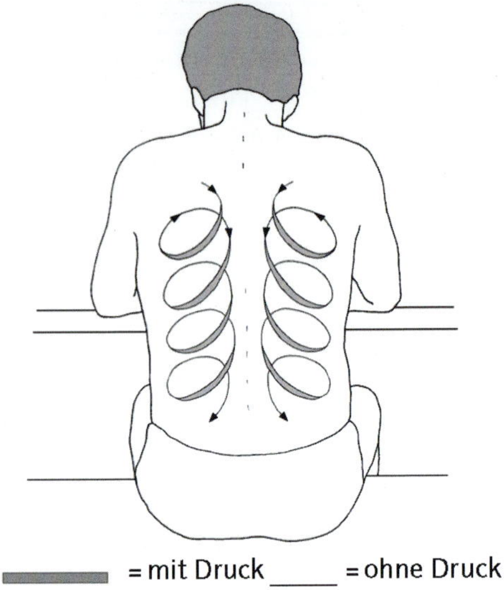

Abb. 10: ASE (Atem-Stimulierende-Einreibung).

de bequeme Position eingenommen haben, wird die Lotion gleichmäßig vom Nacken zum Steiß aufgetragen, wobei die Brustkorbseiten einbezogen werden. Die Hände werden jetzt nicht mehr gleichzeitig vom Körper weggenommen, sondern es bleibt ein ständiger Hautkontakt aufrechterhalten, der Handwechsel erfolgt versetzt.

Die Lotion wird in den Handflächen gleichmäßig verteilt und auf den Körper aufgetragen, immer vom Nacken zum Steiß, der Körperbehaarung folgend. Die anschließenden Kreisbewegungen erfolgen synchron zum Atemrhythmus der Pflegekraft (Ausatmung = Abwärtsbewegung, Einatmung = Aufwärtsbewegung). Da der Pflegeempfänger eine veränderte Atmung hat, wäre es nicht sinnvoll, ihn darin auch noch zu bestärken. Der Atemrhythmus der Pflegenden sollte bei erwachsenen Patienten zwischen 17 bis 20 Atemzüge pro Minute liegen. Das Verhältnis der Ein- und Ausatmung beträgt 1:2.

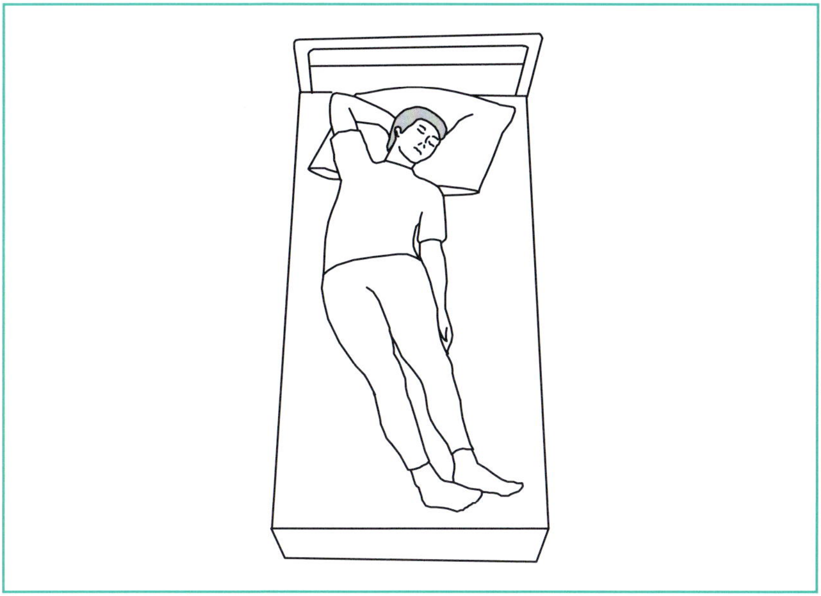

Abb. 11: Halbmondlagerung.

Die Hände beschreiben dabei unsymmetrische Kreise vom Nacken zum Steiß. Die Hände lassen immer den Dornfortsatz frei und bewegen sich als ein geschlossenes Ganzes, d. h. Daumen und Finger spreizen sich nicht ab. Die Abwärtsbewegungen neben der Wirbelsäule erfolgen mit Druck auf Daumen und Zeigefinger und provozieren die Ausatmung. Die Aufwärtsbewegungen an den Brustkorbseiten werden mit nachlassendem Druck ausgeführt und stimulieren die Einatmung. Am Rückenende angekommen, werden die Hände einzeln wieder zur Schulter gebracht. Dieser Vorgang wird fünf- bis achtmal wiederholt. Anschließend werden die Hände einzeln und langsam vom Pflegeempfänger entfernt.

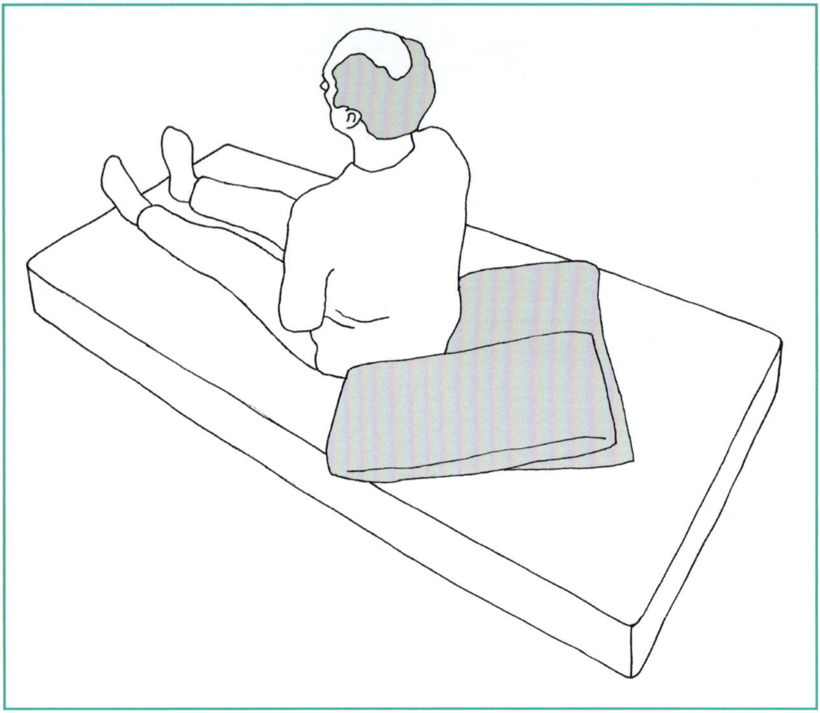

Abb. 12: V-Lagerung.

Die Atmung lässt sich mit verschiedenen Lagerungspositionen entscheidend unterstützen. Bei der Halbmondlagerung wird der Oberkörper gedehnt, sodass sich die Lunge freier entfalten kann. Die V-Lagerung dient der Belüftung der Lungenspitzen, während die T-Lagerung zu einer Dehnung des Brustkorbs führt. Bei der sog. I-Lagerung wird zusätzlich noch ein kleines Kissen unter der Wirbelsäule platziert (s. Abb. 13).

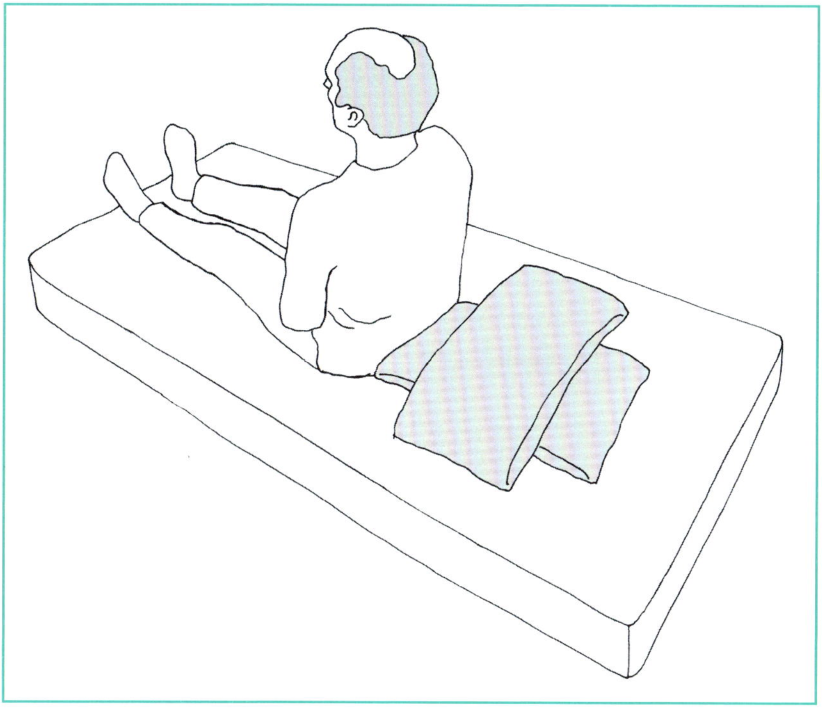

Abb. 13: T-Lagerung.

Weitere wichtige Prophylaxen

- Aspirationsprophylaxe
- Dehydratationsprophylaxe
- Soor-, Gingivitis-, Parotitis-, Glossitis- und Stomatitisprophylaxe

18 Soorprophylaxe

18.1 Grundlagen

Als Soor bezeichnet man allgemein einen Befall mit einem Hefepilz, hier wird der Befall der Mundschleimhaut beschrieben. Eine gesunde Mundflora verhindert eine Erkrankung der Mundschleimhaut trotz vorhandener Keime.

18.1.1 Symptome

- Weißliche Beläge auf der Mundschleimhaut: Sie treten als kleine runde Herde bis hin zu ausgedehnten Flächen auf und haften meist fest auf der Schleimhaut, beim Ablösen kann es zu Blutungen kommen
- Geschwollene und gerötete Zwischenräume
- »Brennen« der betroffenen Schleimhaut
- Schmerzen beim Essen von fester Nahrung
- Wenn die Zunge betroffen ist, kommt es zu einem herabgesetzten Geschmacksempfinden
- Eventuell Schwellung der Lymphknoten im Kieferwinkel und im Nacken
- Evtl. Befall der inneren Organe mit schweren Erkrankungen (Lungenentzündung oder Infektion des gesamten Körpers).

18.1.2 Ursachen

Infektiöse Pilzorganismen können die Abwehrmechanismen der menschlichen Haut/Schleimhaut sowie deren Immunabwehr normalerweise nicht überwinden. Sie kommen als normale oberflächliche Haut- und Schleimhautbesiedlungen (Rachen, Speiseröhre, Magen, Dünn- und Dickdarm) vor. Erst bei einer gestörten Abwehr oder infektionsfördernden Umständen kann es zu einem krankmachendem Befall kommen.

Risikofaktoren

- Immunschwäche (Krebs, AIDS, Sepsis, Zytostatika usw.)
- Arzneimittel wie Antibiotika oder cortisonhaltige Präparate
- Mundtrockenheit (längeres Atmen durch den offenen Mund bei Atemnot, Rhinitis oder Schlaf-Apnoe)
- Reduzierter Allgemeinzustand
- Vorerkrankung der Mundhöhle
- Zuckerhaltige Ernährung (Zucker begünstigt das Pilzwachstum)
- Diabetes mellitus

18.2 Prophylaxe

18.2.1 Ziel

Abwehrfunktionen der Mund- und Rachenschleimhaut fördern und stärken

18.2.2 Maßnahmen

- Regelmäßige Mundhygiene
- Ausreichende Einfuhr, um die Mundschleimhaut feucht zu halten
- Speichelfluss anregen
- Anfeuchten der Mundhöhle bzw. Mundspülung (Bitte beachten: Kamille trocknet die Schleimhaut aus)

Weitere wichtige Prophylaxen

- Gingivitisprophylaxe
- Glossitisprophylaxe
- Stomatitisprophylaxe
- Parotitisprophylaxe
- Parodontitisprophylaxe
- Pneumonieprophylaxe

19 Stomatitisprophylaxe

19.1 Grundlagen

Als Stomatitis wird eine Entzündung der Mundschleimhaut durch Bakterien-, Pilz- oder Virenbefall bezeichnet. Die gesunde Mundflora verhindert normalerweise eine Erkrankung der Mundschleimhaut, trotz der vorhandenen Keime.

19.1.1 Symptome

- Zu Beginn allgemeines Krankheitsgefühl und Fieber, das bis zu fünf Tage dauern kann
- Geschwollene Lymphknoten am Hals
- Das Zahnfleisch schwillt in dieser Anfangsphase an, ohne Schmerzen zu verursachen
- Die Innenseiten der Mundhöhle entzünden sich, Bläschenbildung auf Gaumen, Zunge und Zahnfleisch. Diese platzen auf, das entzündete Zahnfleisch blutet leicht und ist sehr schmerzempfindlich
- Mundgeruch
- Appetitlosigkeit bis hin zur kompletten Ess- und Trinkverweigerung

19.1.2 Ursachen

Die Stomatitis geht meist von einer Zahnfleischentzündung (Gingivitis) aus. Weitere Ursachen können beispielsweise krankheitserregende Mikroorganismen (Bakterien, Viren, Pilze), Dehydratation, mangelhafte Zahn- und Mundpflege, Vitaminmangel (Vitamin A, Vitamin B und Vitamin C), Nikotin- und Alkoholmissbrauch sein. Bei Trägern von Zahnprothesen kann eine mangelhafte Prothesenpflege (Plaque und Haftcremereste an der Prothese) Stomatitis auslösen. Eine Stomatitis kann auch als Nebenwirkung einer Chemotherapie oder einer Therapie der rheumatoiden Arthritis mit Goldverbindungen auftreten.

19.2 Prophylaxen

19.2.1 Ziele

- Frühzeitiges Erkennen der Symptome
- Verhinderung eines Befalls

19.2.2 Maßnahmen

- Regelmäßige, angepasste Mundpflege
- Nach den Mahlzeiten evtl. Essenreste aus der Mundhöhle entfernen, Zahnprothesen reinigen
- Zähne und Zahnersatz zweimal täglich reinigen (nachts evtl. Prothesenreiniger)
- Immer wieder korrekten Sitz des Zahnersatzes überprüfen
- Ausreichende Flüssigkeitsaufnahme
- Ausgewogene Ernährung
- Mundpflegemittel (Chlorhexidin®, Octenedin)
- Mundspülungen mit Arnika, Blutwurz, Kamille, Malve, Myrrhe oder Salbei
- Gefrorene Ananasstücke (abschwellend/entzündungshemmend)

Weitere wichtige Prophylaxen

- Dehydratationsprophylaxe (Austrocknung der Mundschleimhaut)
- Parotitisprophylaxe (nachfolgender Befall der Ohrspeicheldrüsen)

20 Sturzprophylaxe

20.1 Grundlagen

Gesunde Menschen besitzen einen gut funktionierenden Gleichgewichtssinn und sind in der Lage, Fallbewegungen entgegenzuwirken. Dies setzt eine schnelle psychische und muskuläre Reaktion voraus. Bei älteren Menschen sind Reaktionsfähigkeit und Beweglichkeit oft eingeschränkt.

Kommen außer der nachlassenden Reaktionsfähigkeit noch körperliche oder geistige Erkrankungen oder Behinderungen hinzu, kann mitunter jede Eigenaktivität des Pflegeempfängers wie das Ein- und Aussteigen aus dem Bett, der Gang zur Toilette u. a. zur Gefahr werden.

Alle pflegerischen Maßnahmen zur Vermeidung von Stürzen oder Reduktion von Sturzfolgen auf ein Minimum, zählen zur Sturzprophylaxe.

20.1.1 Die häufigsten Verletzungen

- Oberschenkel/-halsfrakturen
- Oberarmfrakturen
- Schulterfrakturen

Bitte beachten
Stürze auf den Kopf können eine Schädelfraktur oder ein subdurales Hämatom nach sich ziehen, dessen Gefährlichkeit oft nicht erkannt wird. Schläfrigkeit auch noch Tage bis Wochen nach dem Sturzereignis können ein Zeichen für eine weitergehende Schädigung sein!

20.1.2 Ursachen

Mit zunehmendem Alter nimmt naturgemäß die Reaktionsfähigkeit des Menschen ab, was u. a. zu einem erhöhten Sturzrisiko führt. Neben Prellungen, Frakturen etc. ist für den Bewohner mit einem Sturz oft auch ein seelisches Trauma verbunden, das zusätzliche Verunsicherung und Hilflosigkeitsgefühle auslöst.

20.1.3 Risikofaktoren

Exogene Risiken (von außen verursacht)

- Unebenheiten im/auf dem Fußboden, wie z. B. Schwellen, herumliegende Kabel
- Rutschgefahr von Teppichen
- Verschüttete Flüssigkeiten
- Defekte Beleuchtung
- Falsche Brillenstärke
- Nicht festsitzende Schuhe
- Zu lange Kleidung
- Veränderungen im Patientenzimmer
- Mangelnde Festigkeit von Haltegriffen
- Bremse von Rollstühlen/Toilettenstühlen nicht festgestellt

- Bremsen von beweglichen Transportgeräten (z. B. Wäschewagen, Getränkewagen), die in Flurbereichen oder Nebenräumen stehen, nicht festgestellt
- Stufenkanten ohne Antirutschprofil und/oder farbige Markierung
- Keine Halteleisten auf langen Fluren
- Fehlende Sitzmöglichkeiten auf Fluren

Endogene Risiken (von innen verursacht)

- Schlaganfall, Herzinfarkt
- Bandscheibenverschleiß: Der Gang ist oft leicht vorgebeugt, die Knie werden gebeugt, um das Körpergewicht zu verlagern. Um ihr Gleichgewicht zu halten, machen die Betroffenen nur kleine Schritte und heben die Füße kaum noch hoch
- Arthrose der Knie
- Sehstörungen
- Verwirrtheitszustände, psychische Veränderungen
- Einnahme von Medikamenten, die die Wahrnehmung, Koordination oder Motorik beeinträchtigen (z. B. Beruhigungsmittel, Schlafmittel)
- Bei Einnahme von Diuretika und Abführmitteln besteht erhöhte Gefahr, weil der Bewohner mitunter in großer Eile noch rechtzeitig die Toilette zu erreichen versucht und nicht auf Hilfe wartet
- Schlecht sitzende Prothesen, orthopädische Halte-/Stützapparate

20.1.4 Psychische Folgen

Aus Angst vor weiteren Stürzen werden die Bewegungen eingeschränkt, die eigene Unsicherheit verstärkt. Es entsteht ein Teufelskreis mit Schwächung des Gleichgewichtssinns, möglicher Einschränkung der sozialen Interaktionen, Minderung des Selbstwertgefühls und Muskelabbau

20.2 Prophylaxen

20.2.1 Ziele

- Eigenständigkeit weitestgehend erhalten
- Muskeln trainieren
- Gleichgewichtssinn stärken
- Vermeidung von Sturzfallen
- Erkennen von Sturzgefährdungen (evtl. Sturzprotokoll)

20.2.2 Maßnahmen

- Bei beobachteter Reaktions- und Bewegungsunsicherheit den Pflegeempfänger ansprechen, z. B.: »Kann ich Ihnen helfen?« Im Notfall unaufgefordert Soforthilfe leisten
- Bei bekannter Sturzneigung eine sichere Hilfe und Begleitung anbieten und vereinbaren, dass der Pflegeempfänger sich vor dem Aufstehen oder anderen »gefährlichen« Aktivitäten melden soll
- Bei gehäuften Stürzen ein Sturzprotokoll anlegen; die meisten Menschen stürzen aufgrund »persönlicher« Umstände, diese können oft leicht beseitigt werden
- Vor dem Aufstehen für sicheren Fuß-Bodenkontakt sorgen
- Regelmäßige Fußpflege zur Vermeidung von Schmerzen beim Gehen
- Gehhilfen aller Art, Prothesen, orthopädische Halte-/Stützapparate werden ausschließlich von Fachleuten angepasst. Die richtige Benutzung und Handhabung muss mit dem Nutzer sowie mit dem Pflegeteam eingeübt werden
- Veränderungen im Zimmer wenn möglich zur Gewöhnung am Morgen vornehmen
- Duschen und Badewannen mit Antirutschmatten ausstatten
- So viel Hilfe wie nötig, jedoch so wenig Hilfe wie möglich!
- Bei der Einnahme von Medikamenten, die die Wahrnehmung, Koordination oder Motorik beeinträchtigen (z. B. Beruhigungsmittel, Schlafmittel), sind erhöhte Aufmerksamkeit und gezielte Hilfestellung erforderlich

- Bei Einnahme von Diuretika und Abführmitteln sollten u. U. gemeinsam mit dem Pflegeempfänger Alternativen zum Toilettengang gesucht werden (z. B. Toilettenstuhl am Bett), verspätete Gabe von Diuretika/Abführmitteln vermeiden
- Kraft- und Balancetraining (z. B. Tai Chi)
- Sturzgefahren beseitigen bzw. deutlich kennzeichnen
- Haltegriffe in Bad, Toilette und Flur anbringen und regelmäßig auf festen Sitz überprüfen
- Ausreichende Beleuchtung (Lichtschalter groß und gut erreichbar, oder Bewegungsmelder mit Beleuchtung koppeln, keine Blendeffekte)
- Hindernisse und Stolperfallen beseitigen
- Warnschilder beim Wischen hinstellen
- Sitz- und Liegeflächen der jeweiligen Körpergröße anpassen
- Sitz und Gebrauch von Prothesen, orthopädischen Halte-/Stützapparaten von Fachpersonal erklären lassen und regelmäßig überprüfen
- Hilfsmittel wie Hüftprotektoren, Dusch- und Badewannenstühle anbieten
- Nur auf persönlichen Wunsch des Pflegeempfängers (oder richterlichen Beschluss) darf das Anbringen von Bettgittern der Sturzprophylaxe dienen
- Bei unruhigem Schlaf Matratze vor das Bett legen oder Keile unter die Seiten der Matratze legen, sodass eine Mulde entsteht

Weitere wichtige Prophylaxen

- Desorientierungsprophylaxe
- Dehydratationsprophylaxe

21 Thromboseprophylaxe/ Embolieprophylaxe

21.1 Grundlagen

Bei der Thrombose bildet sich ein Blutgerinnsel (Thrombus) an der Wand eines Blutgefäßes, häufig in einer Vene, seltener in den Arterien. Meist wird bei einer Thrombose von einem Verschluss in den tiefen Venen gesprochen. Durch einen Thrombus sind die Gefäße teilweise oder ganz verschlossen. In dem zu versorgenden Zellgebiet findet kein Stoffwechsel mehr statt.

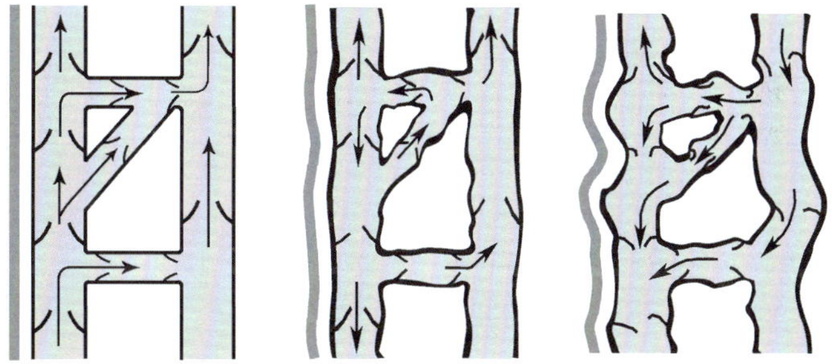

Abb. 14: Schematische Darstellung der physiologischen und pathologischen Strömungsverhältnisse.
Linkes Bild: Unter physiologischen Verhältnissen sind alle Venenklappen intakt. Das Blut fließt nur herzwärts.
Mittleres Bild: Die Klappen der oberflächlichen Venen schließen nicht mehr. Das Blut fließt zurück in die tiefen Beinvenen, die deshalb stärker belastet werden.
Rechtes Bild: Die Klappen der tiefen Beinvenen schließen nicht mehr. Das Blut pendelt zwischen den tiefen und den oberflächlichen Venen hin und her. Der Blutfluss herzwärts ist stark gemindert. Die Varizen (Krampfadern) werden immer ausgeprägter.

Rund ein Drittel der Betroffenen bekommt innerhalb von acht Jahren erneut eine Thrombose, wobei das Risiko eines erneuten Gefäßverschlusses bei Männern deutlich höher ist.

Arterielle Thrombosen gefährden u. a. die Herzkranzgefäße (Herzinfarkt), die hirnversorgenden Gefäße (Schlaganfall) und die Beinschlagadern (Arterielle Verschlusskrankheit). Aber auch die Nieren, das Auge, der Darm und andere Organe können betroffen sein.

21.1.1 Embolie

Eine Embolie ist ein plötzlicher Verschluss eines Blutgefäßes durch über die Blutbahn transportierte Teilchen (Blutgerinnsel, Thromben, Tumorteile, Fruchtwasser, Luft etc). Es können sich auch einzelne Teile zusammenballen.

Die Thrombusschrumpfung zwischen dem 8. und dem 12. Tag nach der Embolie birgt die Gefahr der Ablösung eines Thrombus. Einen Thrombus, der sich von seiner Entstehungsstelle löst (oder andere Fremdstoffe, die mit dem Blut durch den Körper geschwemmt werden), bezeichnet man als Embolus. Verstopft ein solcher Embolus eine Engstelle im Gefäßsystem, wird das Gewebe hinter der betroffenen Stelle nicht mehr ordnungsgemäß durchblutet und nimmt Schaden. Für etwa 90 % aller Embolien sind Herzerkrankungen verantwortlich.

21.1.2 Symptome

Venöse Thrombosen

Thrombosen in den Venen finden sich hauptsächlich in den Beinen (Beinvenenthrombosen) und dem Becken

- Anschwellen und Wärmegefühl im betroffenen Körperteil
- Gerötete und gespannte Haut, eventuell Blaufärbung
- Spannungsgefühl

Arterielle Thrombosen

- Extremitäten (meist das Bein)
  - Kalt und blass

   - Sehr starke Schmerzen
   - Kein Puls tastbar
   - Funktion der Extremität ist stark eingeschränkt
- Darm
   - Sehr starke Bauchschmerzen (mangelnde Versorgung) – die Schmerzen hören nach einigen Stunden meist auf und führen zu der gefährlichen Annahme, dass alles in Ordnung sei und daher kein Arzt aufgesucht werden muss! Es können Darmschlingen absterben und es kann zum Durchbruch von Darminhalt in die Bauchhöhle mit lebensgefährlicher Bauchfellentzündung (Peritonitis) kommen. Später kommt es zu verhärteter Bauchdecke mit starker Abwehrspannung, Herzrasen und Fieber.

- Nieren
   - Starke Flankenschmerzen, Bauchschmerzen (mangelnde Versorgung) sowie Übelkeit oder Erbrechen
   - Blutiger Urin (Nierenversagen). Ca. 25 Prozent der Erkrankungen verlaufen aufgrund eines inkompletten Verschlusses ohne jeglichen Symptome
- Augenhintergrund
   - Störungen der Sehfähigkeit bis hin zur Blindheit
- Gehirn (Schlaganfall). Die Symptome hängen von der betroffenen Hirnregion ab.
   - Plötzlich auftretende, sehr heftige Kopfschmerzen, Schwindel
   - Bewusstseinstrübung bis hin zur Bewusstlosigkeit
   - Plötzliche Schwäche oder Gefühlsstörungen einer Körperseite, hängender Mundwinkel
   - Verlust der Sprechfähigkeit oder Schwierigkeiten, Gesprochenes zu verstehen
   - Eine plötzliche Sehstörung, vor allem, wenn sie nur auf einem Auge auftritt, vorübergehende Doppelbilder
   - Plötzlich einsetzender Schwindel mit Gangunsicherheit.
   - Unkontrollierter Harn- und/oder Stuhlabgang (Inkontinenz)

21.1.3 Ursachen

- Gerinnungsstörungen
- Verletzungen
- Abflusshindernisse

Virchow-Trias

Die Virchow-Trias beschreibt die Entstehung einer tiefen Venenthrombose, für die es drei Ursachen gibt.

1. Ein verlangsamter Blutfluss, der durch ungenügende Bewegung, eine schlechte Körperhaltung, bei der ein Gefäß abgeklemmt wird oder durch eine Veränderung der Gefäße selbst entsteht.
2. Eine Veränderung der Gefäßinnenwände durch Ablagerungen oder schlechte Nähr- und Sauerstoffversorgung der Gefäße.
3. Eine Veränderung der Blutgerinnung, die durch Stress, Hormone, Medikamente, Krankheiten oder einen operativen Eingriff hervorgerufen werden.

21.1.4 Embolien

- Arterielle Embolie
  - Herzkrankheiten des linken Herzens: Vorhofflimmern, Herzinfarkte mit Blutgerinnseln (Thromben), Entzündungen der Herzinnenhaut oder Ausweitungen der Herzwand (Aneurysmen)
  - Große Arterien wie die Hauptschlagader (Aorta) sind selten Ursache
- Venöse Embolie
  - Embolus wird aus einer Vene des großen Körperkreislaufs (meist untere Extremitäten) über das rechte Herz in die Lungenarterie gespült und führt zu einer Lungenembolie

Embolie

- Extremitäten (Verschluss einer großen Arterie)
  - Plötzliche Schmerzen (mangelnde Versorgung)
  - Blässe (Mangeldurchblutung)
  - Gefühlsstörung bis hin zur Lähmung (Nerven werden abgedrückt)
  - Pulsausfall
  - Schock

- Lunge
  - Plötzliche Atemnot (Dyspnoe)
  - Beschleunigung der Atmung (Tachypnoe)
  - Herzrasen (Tachykardie)
  - Blutdruckabfall (Hypotonie), Kreislaufschock
  - Überlastung des Herzens mit Todesfolge
- Hirnembolien (Schlaganfall)
  - Bewusstlosigkeit
  - Lähmungen
- Herzkranzgefäße (relativ selten)
  - Herzinfarkt

Risikofaktoren

- Bewegungseinschränkung bei bewusstlosen, gelähmten und schwerkranken Pflegeempfänger nach Operationen, bei Frauen nach einer Entbindung, Schonhaltungen
- Hohes Alter (oft eingeschränkte Herzleistung, Gefäßveränderungen, wenig mobil) (Gefäßverengungen)
- Rauchen (vor allem bei gleichzeitiger Einnahme von Verhütungsmitteln) (Gefäßverengungen)
- Hormonveränderungen (Schwangerschaft, Verhütungsmitteleinnahme) (Veränderung der Blutgerinnung)
- Übergewicht (Gefäßverengungen)
- Dehydratation (Veränderung der Blutgerinnung)
- Herzerkrankungen (Gefäßverengungen)
- Gefäßerkrankungen: Arteriosklerose, Krampfadern (verlangsamter Blutfluss)
- Gerinnungsstörungen
- Bei Flugreisen ist das lang andauernde Sitzen verbunden mit einer Zunahme der Konzentration der Blutflüssigkeit (Zunahme der Blutdicke) bedingt durch die niedrige Luftfeuchtigkeit im Flugzeugkabinenraum ein großes Risiko

Jeder Mensch, der einmal eine Thrombose hatte, ist gefährdet, erneut eine Thrombose zu erleiden. Beim Vorliegen von Risikofaktoren ist in diesen Fällen auf eine konsequente Thromboseprophylaxe zu achten. In vielen Fällen entwickelt sich eine bleibende Venenschwäche mit Wassereinlagerung im Gewebe (Ödem), die Entstehung von Krampfadern, die Entzündung der Haut und die Bildung von Geschwüren.

Je nach Lage, Art und Größe der Thrombose verlaufen manche Thrombosen von den Betroffenen unbemerkt.

21.2 Prophylaxe

21.2.1 Ziele

- Steigerung des venösen Rückfluss
- Vorbeugung von Venenwandschäden
- Gerinnungsbereitschaft des Blutes senken

21.2.2 Maßnahmen

a) Frühmobilisierung
Durch langes Sitzen oder Liegen werden Venen abgeklemmt und die Muskelpumpe und damit der venöse Blutrückfluss zum Herzen behindert. Pflegeempfänger sollten auf die Notwendigkeit der Bewegung hingewiesen werden. Sie sollten motiviert und ermutigt werden, aufzustehen und sich zu bewegen.

b) Bewegungsübungen
Bitte beachten: Der venöse Rückstrom ist nur während der Übungen verbessert, die Übungen sollten also mehrmals täglich wiederholt werden!

21.2.3 Aktive Übungen

- Füße heben und senken, Knie anziehen und strecken
- Füße kreisen

- Beine aufstellen und strecken
- Anspannen/Entspannen der Unterschenkelmuskulatur

21.2.4 Passive Übungen

Druck gegen die Fußsohle (spannt die Wadenmuskulatur) durch eine bewegliche Fußstütze oder eine Bettkiste (wegen des Risikos eines Dekubitus unter den Fußsohlen jedoch nicht oder nur kurzfristig zu verwenden bei fehlender Möglichkeit, selbstständig auch eine Druckentlastung durchzuführen (Lähmungen, Schwäche) oder bei Sensibilitätsstörungen)

c) Entstauende Lagerung

- Knie nicht hohl lagern, um einen venösen Blutrückfluss zu ermöglichen
- Arterien in der Leiste nicht abknicken, um den arteriellen Blutfluss nicht zu behindern
- Beine hoch lagern, um den venösen Blutrückfluss zu erleichtern
- Fußteile des Bettes erhöhen, um einen venösen Blutrückfluss zu ermöglichen
- Beine nicht überkreuzen, um einen venösen Blutrückfluss zu ermöglichen
- Wechselbäder zur besseren Durchblutung

21.2.5 Kontraindikation zur Beinhochlagerung

- Schwere Herzinsuffizienz
- Ausgeprägte AVK
- Schlaganfall (Apoplex)
- Lungenödem

d) Venösen Rückstrom fördern

21.2.6 Antithrombosestrümpfe

Durch AT-Strümpfe oder Kompressionsverbände werden die oberflächlichen Venen komprimiert, deren Blut wird in die tieferen Venen gepresst, es kommt zu einer verstärkten Durchblutung. Die Kompression dient zudem als Widerstand zur Muskulatur und verstärkt so den Effekt der Muskel-Venen-Pumpe. **Die Strümpfe müssen an den Patienten angepasst werden**, vor dem Anlegen soll das Bein 20 Minuten hoch gelagert werden, damit es entstaut ist. Nach 15 Minuten sollte die Durchblutung der Zehen kontrolliert werden. Tägliche Hautbeobachtung und Pflege des Beines, alle zwei bis drei Tage. Bei Verschmutzung sollen die Strümpfe gewechselt werden.

Bitte beachten

Bei Pflegeempfängern mit einer bekannten arteriellen Verschlusskrankheit, Sensibilitätsstörungen, Drucknekrosen oder einer bereits vorhandenen Thrombose sind Antithrombosestrümpfe bzw. das Wickeln der Beine kontraindiziert!

Das Ausstreichen der Beine ist wegen der damit verbundenen Emboliegefahr umstritten.

e) Blutgerinnung verlängern

- Heparin
- Marcumar
- ASS

f) Flüssigkeitszufuhr

Durch zu wenig Flüssigkeit im Körper verdickt das Blut. Pflegeempfänger sollten daher kontinuierlich Getränke angeboten werden, vorzugsweise Wasser, Früchtetee oder Saftschorle.

Weitere wichtige Prophylaxe

- Dehydratationsprophylaxe

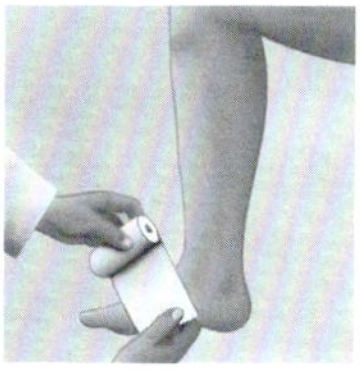

Den Fuß rechtwinklig stellen und mit der ersten Bindentour von innen nach außen an den Zehengrundgelenken beginnen.

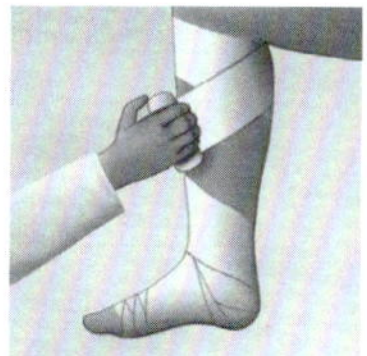

Von der Kniekehle läuft die Binde einmal um das Bein herum, führt dann der Beinform entsprechend wieder nach unten und schließt vorhandene Lücken im Verband.

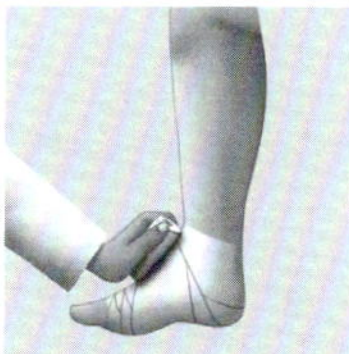

Nach 2–3 Touren um den Mittelfuß umschließt die Binde die Ferse und führt über den Innenknöchel zum Rist zurück.

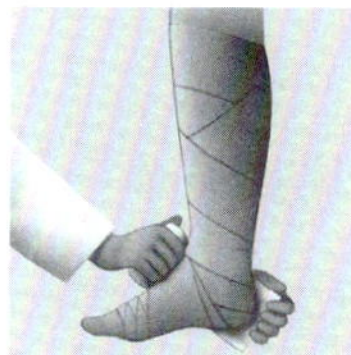

Eine zweite Binde wird gegenläufig von außen nach innen am Knöchel angesetzt und führt mit der ersten Tour über die Ferse zum Fußrücken zurück.

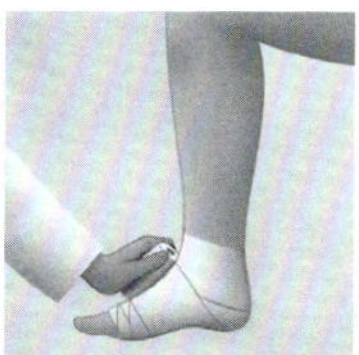

Mit zwei weiteren Touren werden die Ränder der ersten Fersentour zusätzlich fixiert. Dabei läuft die Binde zuerst über den oberen Rand um die Fessel herum und anschließend über den unteren Rand in die Fußwölbung

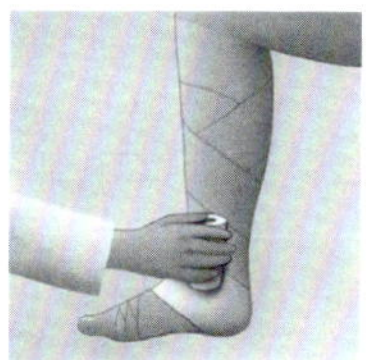

Zwei weitere Touren fixieren zuerst den oberen Rand dieser Fersentour.

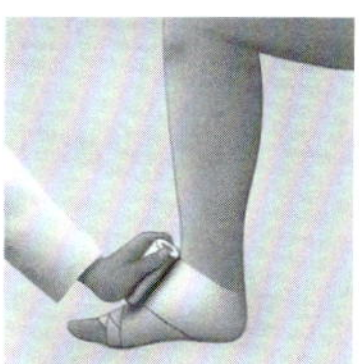

Nach einer weiteren Tour über den Mittelfuß führt die Binde über die Sprunggelenksbeuge zur Fessel zurück.

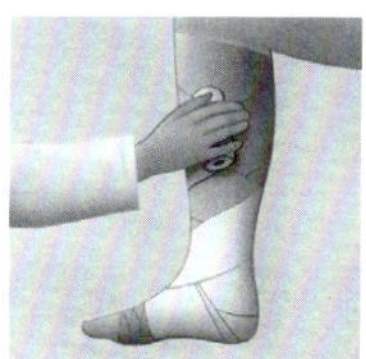

Anschließend läuft die Binde noch einmal um den Mittelfuß und dann in gleicher Weise wie die erste steil nach oben und wieder zurück.

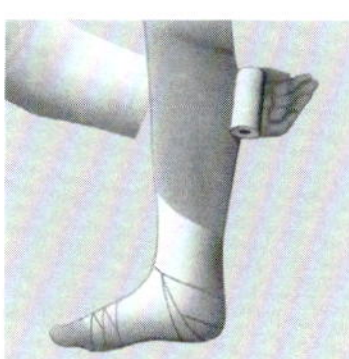

Dann folgt sie der Form des Beins in steilen Touren, um die Wade zu umschließen. Die Binde wird dabei mit der flachen Hand abgerollt und nur in der Abrollrichtung angezogen. Die Binde darf den Kontakt zur Haut nicht verlieren.

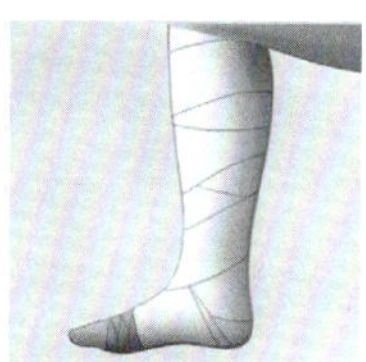

Der fertige Verband wird mit Klammern an der Außenseite fixiert.

Abb. 15: Anlegen eines Kompressionsverbandes nach Pütter.

22 Ulcusprophylaxe

22.1 Grundlagen

Bei gesunden Menschen ist das Verhältnis zwischen aggressiven Faktoren (Magensäure) und den Schutzmechanismen des Magens ausgeglichen, die körpereigene Abwehr ist mithilfe der Magensäure in der Lage, krankmachende Keime abzuwehren.

Bei einem Magengeschwür (Magenulcus, Ulcus ventriculi) oder einem Zwölffingerdarmgeschwür handelt es sich um einen Defekt der Magen-Darmschleimhaut.

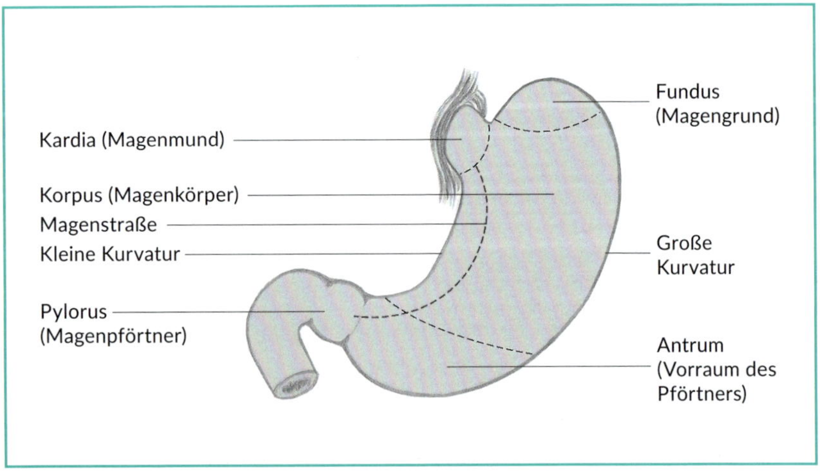

Abb. 16: Magen.

22.1.1 Symptome

- Drückende und brennende Magenschmerzen, vor allem nach dem Essen
- Etwa ein Drittel aller Betroffenen werden erst im Komplikationsstadium symptomatisch

22.1.2 Komplikationen

- Blutungen aus dem Geschwür oder ein Magendurchbruch sind lebensbedrohliche Komplikationen
- Eine Verengung des Magenausgangs und Magenkrebs können bei lang bestehenden Geschwüren begünstigt werden

22.1.3 Ursachen

Meist reichen die Schutzmechanismen des Magens und des Zwölffingerdarms bei einer verstärkten Sekretion von aggressiver Magensäure nicht mehr aus.

Risikofaktoren

- Nikotin
- Alkohol
- Medikamente
- Lärm
- Beruflicher Stress

22.2 Prophylaxe

- Vermeidung der Risikofaktoren
- Säureproduktionshemmer: Omeprazol®, Esomeprazol®, Pantoprazol®, Ranitidin®, Cimetidin®, Famotidin®, Nitazidin®
- Säurepufferung (Antazida): Kombinationen aus Magnesium- und Aluminium-Salzen

Literatur

Andreae S, Hayek D von, Weniger J (2006): Altenpflege professionell. Krankheitslehre. Thieme Verlag, Stuttgart.

Blunier E (2017): Lehrbuch Pflegeassistenz. 6. Auflage. Hans Huber, Bern.

Beining A (2006): Prophylaxen in der Pflegepraxis. Urban & Fischer bei Elsevier, München.

Bohnes H et al. (2011): In guten Händen. Altenpflege 2. 2. Auflage. Verlag Cornelsen, Berlin.

Brühlmann-Jecklin E (2016): Arbeitsbuch Anatomie und Physiologie. 15. Auflage. Urban & Fischer bei Elsevier, München.

Kienzle T, Paul-Ettlinger B (2017): Aggression in der Pflege. 8. Auflage. Kohlhammer, Stuttgart.

Kamphausen U (2015): Prophylaxen in der Pflege. 9. Auflage. Kohlhammer, Stuttgart.

Kristin H (Hrsg.) (2008): Die Medizinische Fachangestellte. Schlütersche Verlagsgesellschaft, Hannover.

Lektorat Pflege, Menche N (2014): Pflege heute. 6. Auflage. Urban & Fischer bei Elsevier, München.

Redaktion Studium und Beruf (Hrsg.) (2011): Duden – Wörterbuch medizinischer Fachausdrücke. Dudenverlag, Mannheim.

Reichardt C, Bunte-Schönberger K, Linden P. van der (2014): 100 Fragen zur hygienischen Händesdesinfektion. 2. Auflage. Schlütersche Verlagsgesellschaft, Hannover.

Röpke KP (2017): Pflegehilfe und Pflegeassistenz. Kohlhammer, Stuttgart.

Seel M, Hurling E (2005): Die Pflege des Menschen im Alter. 3. Auflage. Schlütersche Verlagsgesellschaft, Hannover

Vieten M (2006): Fallbuch Pflege. Krankheiten verstehen 1. Thieme Verlag, Stuttgart.

Weiterführende Literatur

Deutsches Netzwerk für Qualitätsentwicklung in der Pflege (Hrsg.) (2013): Expertenstandard »Sturzprophylaxe in der Pflege«. Osnabrück

ders. (2014): Expertenstandard »Förderung der Harnkontinenz in der Pflege«. Osnabrück.

ders. (2016): Expertenstandard »Erhaltung und Förderung der Mobilität«. Osnabrück.

ders. (2017): Expertenstandard »Dekubitusprophylaxe in der Pflege«. Osnabrück.

Register

Abführmittel 96
Abhusten 80
Adipositas 26, 37
Aggression 40
Aggressionsform 41
Alkoholismus 32
Allgemeinzustand 28
ALS 14
Alzheimer 35, 36
Analhygiene 18
Aneurysma 100
Antibiotika 17
Antidekubitusmatratze 29
Antithrombosestrümpfe 103
Apoplex 14, 22, 103
arterielle Verschlusskrankheit 98, 104
Arteriosklerose 28
ASE (Atem-Stimulierende-Einreibung) 82
Aspiration 14, 78
Aspirationsprophylaxe 12
Atelektasen 76, 79
Atelektasenbildung 76
Atelektasenprophylaxe 76
Atemnot 78, 79
Atem-Stimulierende-Einreibung (ASE) 81
AVK 103

Basale Stimulation® 34
Beruhigungsmittel 28, 95
Bettgitter 96
Bewegungseinschränkung 28, 101
Bewusstseinseintrübung 21
Bewusstseinsstörung 14, 26, 28
Blasenverweilkatheter 17
Blutdruck 21
Blutgerinnsel 97

Cystitisprophylaxe 16

Defäkation 69
Dehydratation 20, 21, 90
Dehydratationsprophylaxe 20
Dekubitus 25
Dekubitusprophylaxe 25
Dekubitusrisiko 28
Demenz 35, 36
Depression 32
Deprivation 31
– kognitive 31, 33, 34
– relative 31
– sensorische 31, 32, 33
– soziale 31, 33, 34
Deprivationsprophylaxe 31
Desorientierung 35, 37, 38, 39
Desorientierungsprophylaxe 35
Diabetes mellitus 17, 28, 37, 87
Diuretika 96
Drucknekrose 104
Durchblutungsstörung 26, 28
Durstgefühl 22
Dyspnoe 101

Einfuhr, ausreichende 87
Einreibung, stimulierende 34
Embolie 98, 99, 100
– arterielle 100
– venöse 100
Embolieprophylaxe 97
Embolus 98
Empfindungsstörung 26, 28
Ernährung 29
– parenterale 74
Exsikkose 20

Fallbewegung 92
Fell 29
Fellkappe 29
Flüssigkeit 29
Flüssigkeitsaufnahme 20, 22, 23, 49, 51, 81, 90
Flüssigkeitsbilanzierung 23
Flüssigkeitszufuhr 15, 19, 23, 68, 69, 75, 80, 104
Fremdkörper 12
Frühmobilisierung 102

Gangunsicherheit 99
Gefühlsstörung 99, 100
Gewalt 40
Gewalt-/Aggressionsprophylaxe 40
Giebelrohr 80
Gingivitis 48, 89
Gingivitisprophylaxe 48
Gleichgewichtssinn 92
Glossitis 50
Glossitisprophylaxe 50
Gummiring 29

Halbmondlagerung 83, 84
Harnableitungssystem 19
Harndrang 17
Harnwegsinfekt 16
Hautrötung 26
Hautspannung 21
Hautwolf 56
Hefepilz 86
Herzinfarkt 98, 100, 101
Herzinsuffizienz 78
Herzkranzgefäße 98
Honeymoon-Cystitis 17
Hustenreflex 13, 15
Hypotonie 101

I-Lagerung 84
Immunabwehr 86
Infektion 52
Infektionsprophylaxe 52
Inkontinenz 28
Inkontinenzprophylaxe 23
Intermittierender Selbstkatheterismus 19
Intertrigo 56
Intertrigoprophylaxe 56

Katheterpflege 19
Kompressionsverband 103
Kontaktatmung 80
Kontraktur 59
Kontrakturenprophylaxe 59
Kopfschmerzen 99
Körperwahrnehmung 81
Korsakow-Syndrom 36
Kortisontherapie 26
Krampfadern 102

Kreislaufkollaps 62
Kreislaufkollapsprophylaxe 62

Lagerung, entstauende 103
Lippenbremse 80
Lungenarterie 100
Lungenembolie 100
Lungenentzündung 12, 76

Magensäure 106
Magenschmerzen 107
Magenulcus 106
Mangeldurchblutung 25
Messie-Syndrom 32
Mikrolagerung 29
Mittelstellung, physiologische 61
Mobilitätserhaltung 81
Morbus Parkinson 14
Multiple Sklerose 14
Mundflora 86
Mundpflege 15, 49
Mundschleimhaut 89

Nahrungsaufnahme 15
Nekrose 26
Nesteln 32
Nierenbeckenentzündung 17
Nierenversagen 22

Oberkörperhochlagerung 15
Obstipation 21, 65
Obstipationsprophylaxe 65
Ödem 26, 102
Ödembildung 26
Ohrspeicheldrüse 73
Öle, ätherische 80
Opiate 67

Paradontose 70
Parodontitis 70
Parodontitisprophylaxe 70
Parotitis 73
Parotitisprophylaxe 73
Pneumonie 76
– atypische 78
– bakterielle 78
Pneumonieprophylaxe 76
Prostatavergrößerung 17

Quinck'sche Hängelage 80

Reaktionsfähigkeit 92
Reizüberflutung 33

Sauerstoffmangel 77
Schaumstoffmatratze 29
Scherkräfte 25
Schlafmittel 28, 95
Schlafrituale 38
Schlafstörung 31
Schlaganfall 14, 98, 99, 101, 103
Schleimhautaustrocknung 21
Schluckreflex 12, 15
Schluckstörung 13, 21, 22, 50, 78
Schluckvorgang 14, 15
Schüttelfrost 78
Sehstörung 99
Sensibilitätsstörung 28, 104
Sinnesempfindung 33
Sondenkost 15
Soor 86

Soorprophylaxe 86
SPF-Verbandswechsel 19
Sprechfähigkeit 99
Stomatitis 89
Stomatitisprophylaxe 89
Stuhlverhalt 21
Sturz 92
Sturzfolge 92
Sturzgefährdung 95
Sturzprophylaxe 92
Sturzprotokoll 95
Synkope, orthostatische 62

Tachykardie 79, 101
Tachypnoe 77, 101
Thrombose 22, 97, 104
– arterielle 98
– venöse 98
Thromboseprophylaxe 97
Thrombus 97, 98
Thrombusschrumpfung 98
T-Lagerung 84, 85

Überwärmung, lokale 26
Ulcusprophylaxe 106
Ulcus ventriculi 106
Urinal 19
Urinauffangbeutel 19
Urinausscheidung 21
Urinkatheter 19

Verwirrtheitszustände 32
Virchow-Trias 100
V-Lagerung 84

Wach-/Schlafumkehr 35
Wasserkissen 29
Wasserlassen 17
Wolf 56
Wundsein 56
Wundsekret 27
Wurzelhaut 70

Zahnfach 70
Zahnfleisch 70
Zahnfleischbluten 71
Zahnfleischentzündung 89
Zahnzement 70
Zwölffingerdarmgeschwür 106
Zyanose 77, 79